Ulrike Zika
Johanna Sillipp

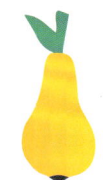

Nie mehr Zucker-Junkie!

Süßes essen – aber richtig!

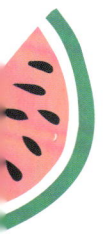

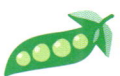

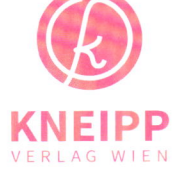

KNEIPP
VERLAG WIEN

Inhalt

Eine kleine Geschichte des Zuckers	5
Auf den Spuren der Evolution oder die genetische Präferenz für Süßes	11
Süße Lebensmittel: Potenzial und Gefahr	17
Die Vielfalt der Getreide (wieder-)entdecken	31
Her mit dem guten Fett!	39
Verdauungskraft aus ganzheitlicher Sicht	43
Gesundheitszentrale Darm	47
Was ist eigentlich „Zucker" und wozu brauchen wir ihn?	61
Der Zucker-Junkie – warum Zucker regelrecht süchtig machen kann	79

Rezepte — 86

Schnelles Vollkornbrot	87
Wärmender Hafer-Apfel-Brei mit Gojibeeren und Mandeln	88
Overnight Oats	88
Pikanter Curry-Haferbrei	90
Schnelles Bananen-Haferflocken-Frühstück	91
Karottenaufstrich auf türkische Art	92
Kakao-Dattel-Aufstrich	92
Zwiebel-Rührei mit Vanille	94
Gebratene Champignons mit Knoblauch und Käse	95
Welscurry mit rotem Paprika	97
Risipisi von der Pute	98
Herzhaftes Hühnergulasch	99
Kräuterlachs mit Wermut am bunten Gemüsebett	100
Bunter Sommersalat mit Huhn, Heidelbeeren und Mandeln	102
Mangoldknödel	103
Ofenkürbis-Salat mit Schafskäse, Rucola und Walnüssen	104

Vegetarischer Borschtsch	105
Gebackene Hirselaibchen mit Chicorée und Schnittlauch-Dip	106
Herzhafte Reispfanne mit Sellerie und Erdnüssen	107
Kartoffel-Zucchini-Puffer mit Zimt-Tomatensauce	108
Grüner Spargel mit Ei auf Italienisch	109
Dinkel-Fusilli mit raffinierter Paprika-Mandel-Creme	110
Fruchtig scharfe Kokos-Linsen-Suppe	111
Erbsensuppe mit Mandeln und Minze	112
Bunter Kichererbsensalat mit geröstetem Buchweizen	114
Schnelles Süßkartoffelcurry	115
Omas Apfelmus	116
Sonnengereifter Beerensnack zum Löffeln	116
Sündige Hanfsamen-Energiekugeln	119
Früchteriegel mit Birne	119
Melonenkompott mit Zitronenmelisse	120
Apfel-Schichtkuchen	121
Kräuterwasser	122
Mit Obst aromatisiertes Wasser	122
Kompottsäfte	123
Selbst gemachter Eistee	123

14-Tage-Abnehmplan   124

Quellen und weiterführende Literatur	126
Bildnachweise	127
Impressum	128

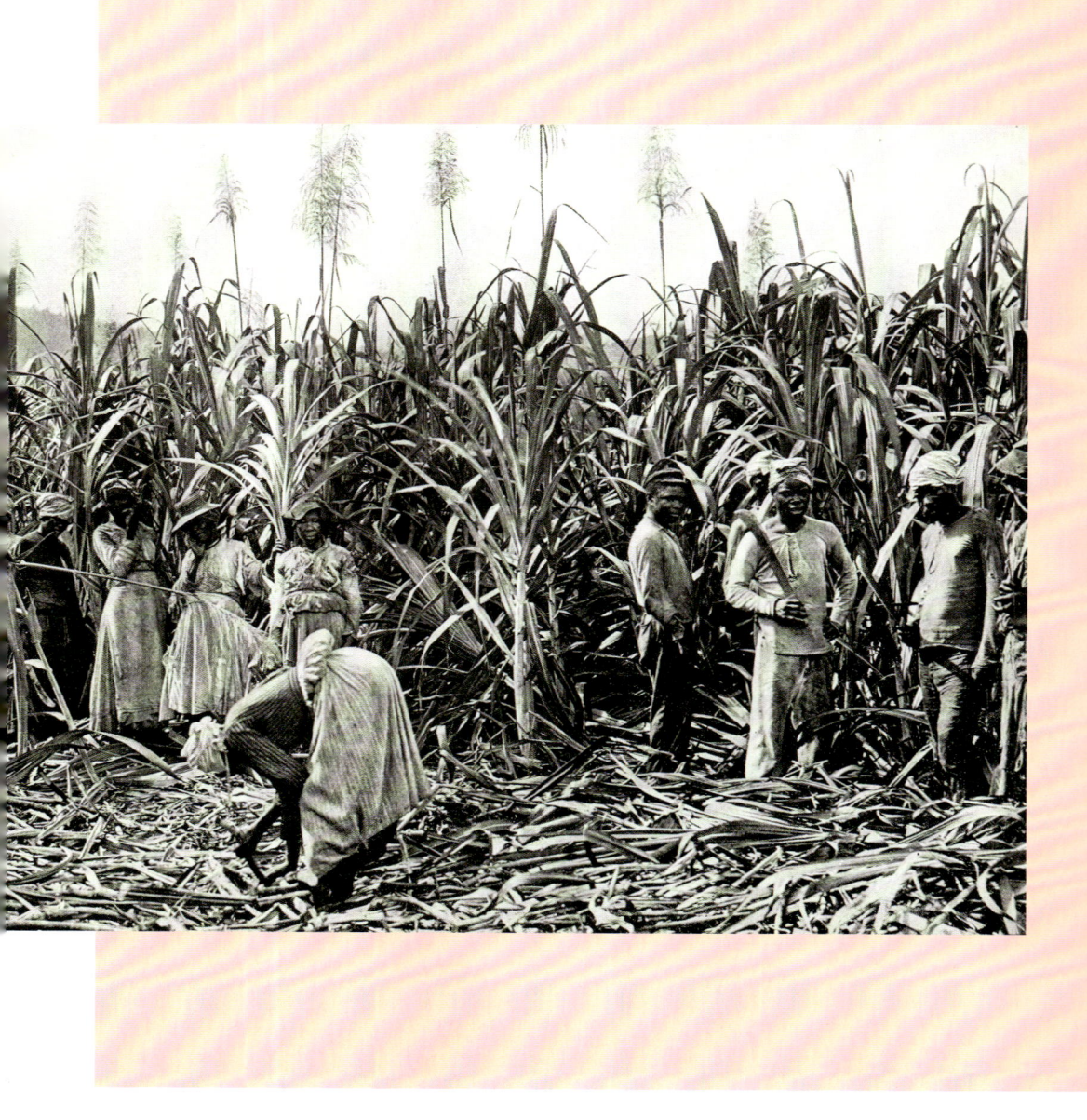

1.

Eine kleine Geschichte des Zuckers

Dass der Zuckerkonsum ein globales Gesundheitsproblem darstellt, hat mit seiner Entwicklung vom teuren, elitären Gewürz hin zur billigen Massenware zu tun. Der Weg dahin führt über eines der bittersten Kapitel der Menschheitsgeschichte: den Sklavenhandel. Wie so oft sind es wirtschaftliche Interessen, die bei vermeintlich positiven Errungenschaften auf lange Sicht für viel Schaden sorgen.

Eine kleine Geschichte des Zuckers

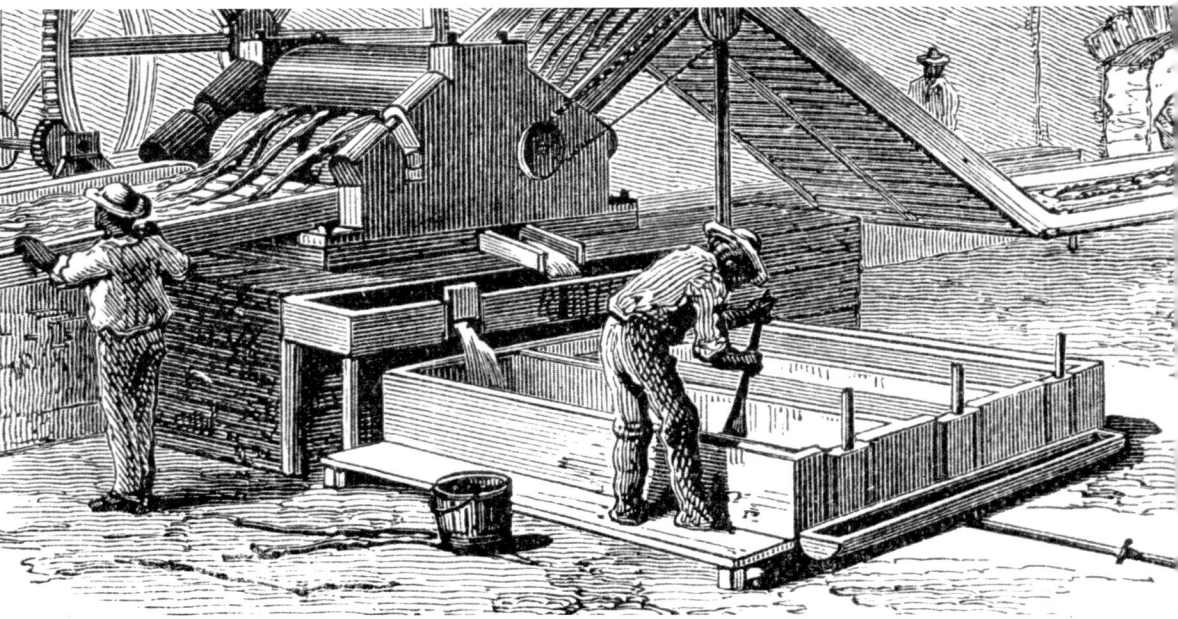

Das grausame Zuckergeschäft unter europäischer Herrschaft

Der Zucker und auch das Know-how rund um seine Gewinnung stammen vermutlich aus Persien und Indien. Rund um die erste Jahrtausendwende führten die Araber das Zuckerrohr im größeren Stil entlang der Mittelmeerküste ein und entwickelten und lehrten die Kunst der Zuckerverarbeitung. Spanier und Portugiesen bauten in Folge vorerst eine Zuckerrohrindustrie auf den atlantischen Inseln auf und schon bald wurde der Zucker bis in die Neue Welt gebracht.

Europäische Kolonialmächte begannen schließlich im 17. und 18. Jahrhundert mit dem grausamen Geschäft des Sklavenhandels. Durch die Ausbeutung dieser aus Afrika stammenden Menschen konnte die Zuckerindustrie lange Zeit große wirtschaftliche Gewinne verzeichnen. In Europa führten die ausbeuterischen Systeme u. a. vorerst dazu, dass der Zucker billiger wurde und nicht mehr als Luxusgut für die privilegierten Reichen diente. Über die Jahrhunderte entwickelte sich der Zucker daher vom teuren Gewürz, das den Reichen vorbehalten war, zur billigen Massenware.

Zucker als Medizin

In arabischen Schriften, die zwischen dem 10. und 14. Jahrhundert entstanden, spielt Zucker bei der Herstellung von Arzneimitteln bereits eine wichtige Rolle. Auch der griechische Arzt Simeon Seth, seines Zeichens Leibarzt des byzantinischen Kaisers, empfahl im 11. Jahrhundert Zucker gegen Fieber. Bei Reizhusten, Schmerzen in der Brust, aufgesprungenen Lippen und Magenerkrankungen wurde Zucker damals ebenfalls als Heilmittel eingesetzt.

Paracelsus, der bekannteste Arzt des 16. Jahrhunderts, hinterfragte den medizinischen Nutzen von Zucker kritisch, schätzte jedoch seine Eigenschaft als Konservierungsmittel.

Einen nur mäßigen Gebrauch von Zucker empfahlen bereits europäische Schriften aus dem 16. Jahrhundert, sie warnten schon damals davor, dass Zucker Zähne schwarz und faulig machen könne.

Geschichtlich betrachtet, kann man sagen, dass Zucker seine Bedeutung als Medizin in Europa während des 19. Jahrhunderts weitgehend verlor, seine Beliebtheit als Süßungsmittel dafür aber immer mehr zunahm.

Zuckerrohrfeld in der Karibik

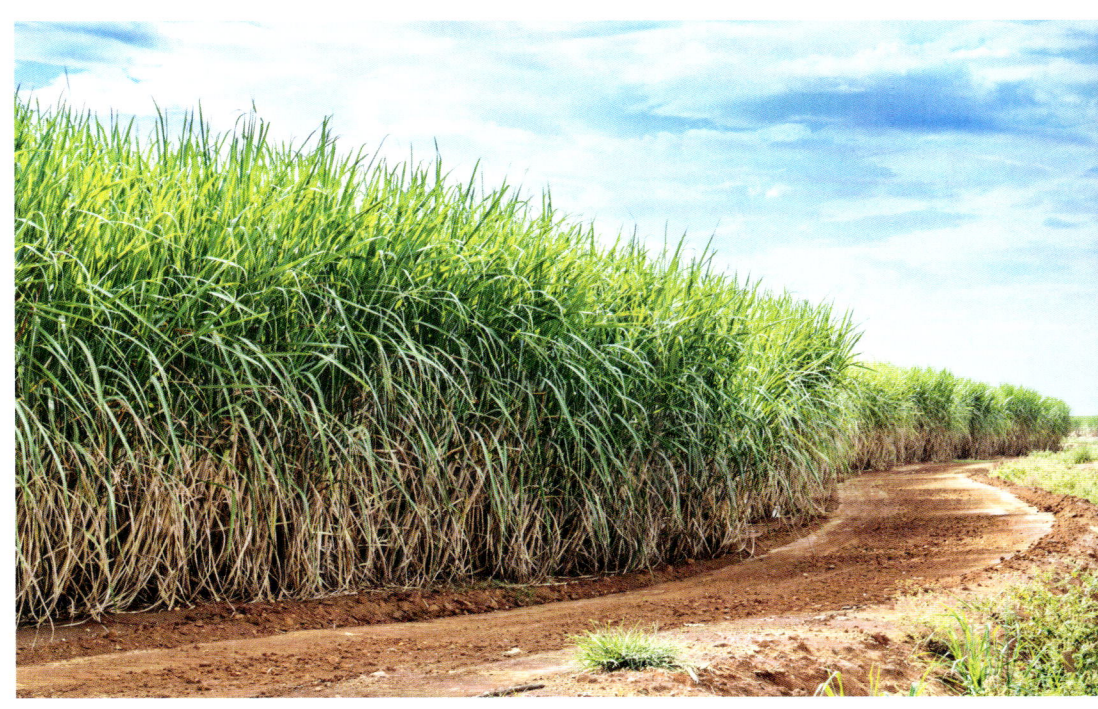

Zucker als Süßstoff

Mit dem Import der Genussmittel Tee, Kaffee und Kakao nach Europa erfuhr der Zucker einen nächsten Aufschwung. Da der Geschmack dieser Getränke von Natur aus bitter ist, war Zucker eine willkommene Ergänzung, um die Heißgetränke beliebt zu machen.

In den 1650er Jahren wurden in London die ersten Kaffeehäuser eröffnet, bald danach auch in Wien. Zucker als Süßstoff für Tee, Kaffee und Kakao gewann ab dem 17. Jahrhundert Schritt für Schritt in ganz Europa an Bedeutung.

Zucker als Massenartikel

Im 18. Jahrhundert entstanden die ersten Zuckerbäckereien und damit gewann der Zucker einmal mehr an Bedeutung in der täglichen Ernährung. Zucker zog allmählich in großem Stil in die Haushalte ein, Zuckerbäckereien wurden oftmals in Kombination mit gesüßten Heißgetränken und langsam auch anstelle von Brot verzehrt. Durch eine massive Senkung der Zuckerpreise im 19. Jahrhundert und den Beginn der Produktion von Fruchtkonserven wurde Zucker schließlich zum Massenartikel.

Zucker für Konservierungszwecke

Als Konservierungsmittel wurde Zucker bereits im 15. Jahrhundert, möglicherweise auch schon früher, eingesetzt. Zucker hat die Eigenschaft, Mikroorganismen wie Pilzen und Bakterien Wasser zu entziehen und somit die Nährstoffe für deren Lebensgrundlage. Dies macht ihn zu einem effizienten Konservierungsmittel. Sirupe, kandierte Früchte, Marmeladen oder andere Spezialitäten wurden bereits früh mithilfe von Zucker haltbar gemacht.

Dass diese Eigenschaft des Zuckers, wenn wir ihn in großen Mengen zu uns nehmen, auch in unserem Organismus eine destruktive Wirkung entfalten kann, ist nicht weiter verwunderlich. Auf dieses Thema werden wir später noch genauer zu sprechen kommen.

Wechselnder Zuckerverbrauch

Noch vor rund hundertfünfzig Jahren war Zucker ein sehr wertvolles und daher sehr selten verwendetes Lebensmittel. Um 1850 lag der Pro-Kopf-Verbrauch in Deutschland bei sechs Kilogramm Haushaltszucker pro Jahr. Damals stammte der aufgenommene Zucker vorwiegend aus Früchten, Obst, Milch und Honig. Von diesem gesunden Verbrauch können wir → S.10

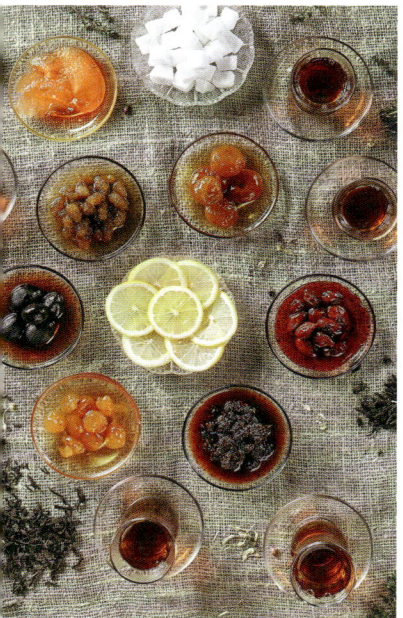

Bereits im 15. Jahrhundert wurden Früchte mittels Zucker konserviert.

Die süße Rübe

Der Großteil des Zuckers wird in Europa heute aus der Zuckerrübe hergestellt

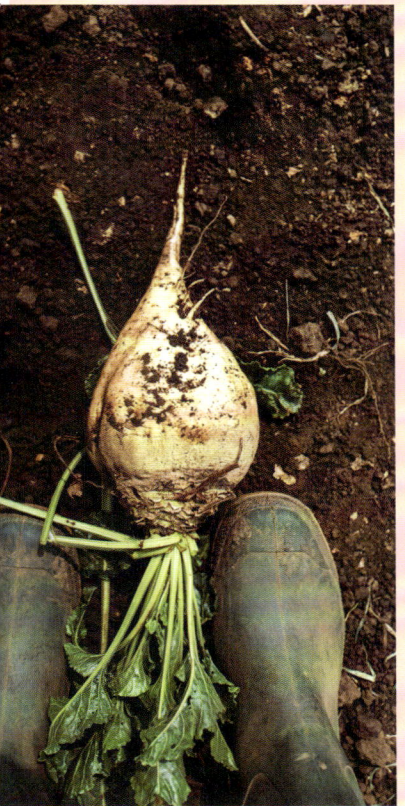

Erst seit dem 18. Jahrhundert wird Zucker in Europa aus Zuckerrüben gewonnen.

Bis ins 18. Jahrhundert wurde der in Europa konsumierte Zucker ausschließlich aus Zuckerrohr hergestellt und die Zuckerindustrie der Kolonialländer boomte. Erst 1747 wurde der Zuckergehalt der Runkelrübe durch den Berliner Apotheker Andreas Sigismund Marggraf entdeckt. Sein Schüler Franz Carl Achard züchtete dann aus der Runkelrübe die Zuckerrübe und entwickelte eine Technologie, mit der Zucker aus der Rübe profitabel gewonnen werden konnte. Anfang des 19. Jahrhunderts wurde die erste Zuckerfabrik der Welt in Schlesien eröffnet. Mit einer Blockade der englischen Handelswege durch Napoleon wurde in Europa dann endgültig auf die eigene Zuckergewinnung aus Zuckerrüben umgesattelt. Bis heute wird der europäische Zuckerbedarf vorrangig durch Rübenzucker gedeckt.

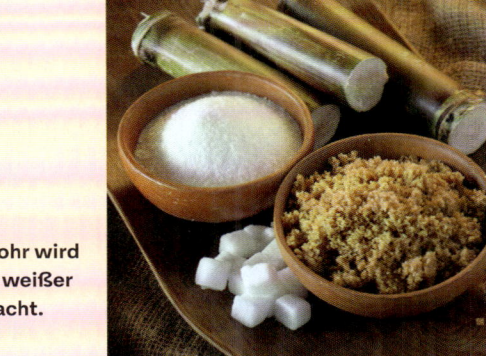

Aus Zuckerrohr wird brauner und weißer Zucker gemacht.

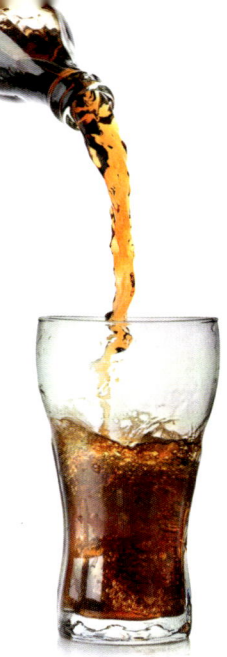

Ein Glas Cola überschreitet bereits die derzeit diskutierte WHO-Empfehlung für den täglichen Zuckerkonsum.

heute nur träumen. 2017 wurden beispielsweise in Österreich durchschnittlich 93 Gramm pro Tag konsumiert, das sind rund 34 Kilogramm pro Jahr, also ein Vielfaches.

Erfreulich ist, dass in der Zwischenzeit das Bewusstsein über die Gefahren eines hohen Zuckerkonsums ebenfalls zugenommen hat. So haben die Österreicherinnen und Österreicher von 1994 bis 2017 ihren Zuckerkonsum sogar um sieben Kilogramm pro Jahr reduziert. Wir sind also auf einem guten Weg, aber immer noch weit entfernt von einem „gesunden" Umgang mit dem Süßungsmittel.

Von der Weltgesundheitsbehörde (WHO) wurde bis 2015 eine Tagesdosis von maximal 50 Gramm Zucker empfohlen – das entspricht circa zehn Teelöffeln Zucker oder dem Zuckergehalt einer halben Tafel Schokolade. In der Zwischenzeit wird diskutiert, diese Empfehlung auf 25 Gramm täglich zu korrigieren, was mit 200 Gramm Fruchtjoghurt oder einem Viertelliter Cola-Getränk bereits überschritten wäre.

Zu finden ist Zucker ja leider nicht nur in den offensichtlich süßen Produkten. Vielfach versteckt er sich in Wurst, Sojasoße, Suppenpulver und vielem mehr. Vor allem in Fertigprodukten, Fastfood und Limonaden wird eine Menge Zucker gepackt. Besonders Kinder konsumieren diese Produktgruppen sehr häufig. Forschungsergebnisse auf dem Gebiet zeigen, dass Kinder, die häufig Nahrungsmittel mit hohem Zuckergehalt zu sich nehmen, eher selten zu gesunden Lebensmitteln wie Obst, Gemüse und Vollkornprodukten greifen. So wird von der Wissenschaft mittlerweile empfohlen, Kindern unter zwei Jahren zuckerhaltige Speisen zur Gänze vorzuenthalten. Ergebnisse von Metaanalysen lassen nämlich darauf schließen, dass tägliche Zuckermengen von mehr als 25 Gramm das Risiko für Herz-Kreislauf-Erkrankungen bereits bei Kindern deutlich steigern.

> Mehr als 25 Gramm Zucker täglich können für Kinder bereits gesundheitsgefährdend sein.

2.

Auf den Spuren der Evolution oder die genetische Präferenz für Süßes

Dass wir Menschen dem süßen Geschmack regelrecht verfallen können, hat vor allem auch evolutionsbedingte Gründe. Diese genauer zu betrachten, lohnt sich, wenn wir einen Weg finden wollen, mit der „Süße des Lebens" wieder konstruktiver umzugehen.

Auf den Spuren der Evolution ...

Es gibt laut Evolutionsforschung zwei angeborene Geschmackspräferenzen, nämlich „süß" und „umami", was mit „schmackhaft, würzig, wohlschmeckend oder fleischig" übersetzt werden kann. Süß wird bereits von allen Neugeborenen automatisch geliebt. Die Geschmäcker „bitter, stark salzig, sauer und scharf" werden von Kleinkindern vorerst abgelehnt – und das aus gutem Grund.

Süße bedeutet sichere Energie

„Süß" wird auch als „Sicherheitsgeschmack der Evolution" bezeichnet, denn es existiert kaum etwas in der Natur, das süß UND giftig ist! Mit der Vorliebe für Süßes geht der Mensch zuerst einmal auf Nummer sicher: Er weiß, dass er sein Leben mit dieser Nahrung nicht gefährdet. Vorrangig schmecken Lebensmittel mit sehr hoher Energiedichte süß. Auch das sicherte von jeher das Fortbestehen der Art. Der Konsum von Süßem stellte also stets rasch viel Energie zur Verfügung. Diese Präferenz ist heute immer noch im Hirnstamm, in tiefen Hirnregionen, gespeichert und daher bereits beim Neugeborenen vorhanden.

Die natürliche und direkteste Süße finden wir seit jeher in sonnengereiften Früchten und Honig. Diese Nahrungsmittel zählen übrigens, wenn in entsprechender Qualität und Dosis verzehrt, bis heute zu den wertvollsten Quellen von essenziellen Nährstoffen, Vitaminen und Spurenelementen.

Im Gegensatz dazu stellt die Geschmacksqualität „bitter" in der Natur oft eine Gefahr dar. Viele giftige Pflanzen schmecken bitter. Der saure Geschmack bedeutet häufig, dass Früchte noch nicht reif oder andernfalls die Nahrung bereits verdorben ist. Beides ist dem Fortbestehen einer Art wenig zuträglich und es überrascht daher nicht, wenn diese Erinnerungen in unseren Zellen dafür sorgen, dass „bitter" oder „sauer" keineswegs zu den ersten favorisierten Geschmäckern gehören.

Der Geschmack „umami" zeigt eine tierische oder pflanzliche Eiweißquelle an, also einen weiteren essenziellen Bestandteil einer gut versorgenden Ernährung. Dies erklärt, warum auch „umami" von Kindesbeinen an bevorzugt wird.

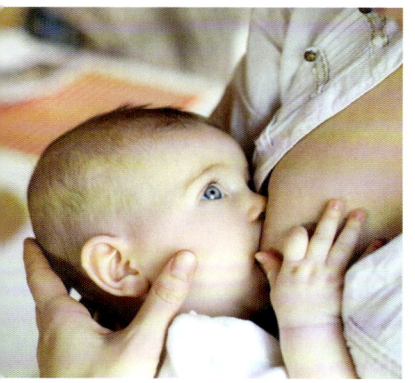

Muttermilch schmeckt süß.

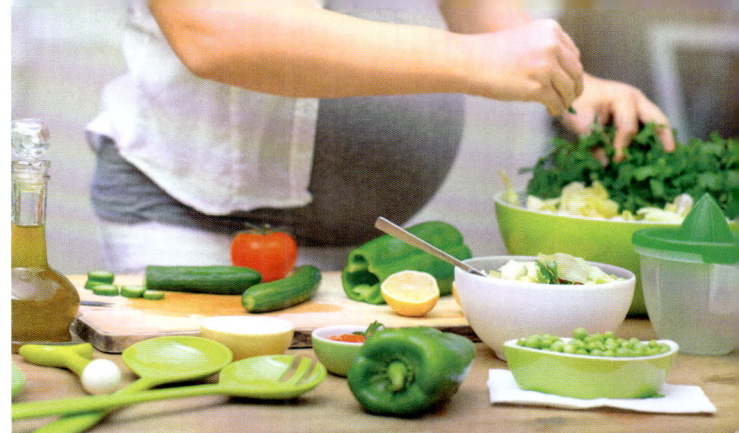

Das Essverhalten der schwangeren Mutter prägt kulinarische Vorlieben des Kindes.

Geschmacksprägungen während der Schwangerschaft und Stillzeit

Geschmacks- und Geruchssinn entwickeln sich beim Fötus bereits im zweiten Schwangerschaftsmonat und das Essverhalten der Mutter während der Schwangerschaft prägt bereits früh kulinarische Vorlieben des Kindes. Bereits ab dem dritten Monat nimmt das ungeborene Kind den Geschmack des Fruchtwassers wahr. Die Wissenschaft nennt dies „In-utero-Programmierung". Eine besonders einseitige oder aber sehr vielfältige Ernährungsweise prägt das spätere Essverhalten bzw. die Vorlieben des Kindes. Dieser Effekt setzt sich nach der Geburt über das Stillen fort.

Muttermilch setzt sich aus den Geschmacksrichtungen „umami" und „süß" zusammen. Der Geschmack „umami" ergibt sich aus den enthaltenen Proteinen, die Süße stammt vom enthaltenen Milchzucker. Die emotionale Koppelung der erfahrenen Nestwärme mit diesen Geschmäckern macht uns im späteren Leben also noch ganz besonders empfänglich für „süß" und „umami".

Industrielle Prägungen

Zur ohnehin von der Natur vorgegebenen Präferenz im Säuglingsalter kommen heutzutage jedoch auch künstlich verursachte Prägungen aufgrund von Flaschennahrung hinzu. Die erste industriell hergestellte Säuglingsnahrung kam bereits im 19. Jahrhundert auf den Markt, vorerst als „Suppe für Säuglinge", später in Pulverform, schon bald mit Kondensmilch und anderen Zusatzstoffen versetzt. Heute ist Baby-Flaschennahrung ein hochkomplexes Hightech-Produkt aus dem Labor. Man versucht, mit zahlreichen lebensmitteltechnologischen Vorgängen die Zusammensetzung der Muttermilch bestmöglich nachzuahmen und reichert diese gerne mit allerhand Zusatzstoffen – allen voran Zucker und Aromastoffen – an.

Negative Auswirkungen von Flaschennahrung oder warum Stillen so wichtig ist

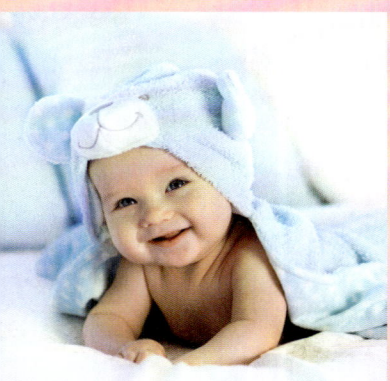

Gestillte Babys sind gesündere Babys.

Zahlreiche Studien und Untersuchungen zeigen, dass sich das Stillen von Babys langfristig auf vielen Ebenen positiver auf die Gesundheit auswirkt als das Zuführen von industriell hergestellter Flaschennahrung.

So weiß man, dass gestillte Babys statistisch gesehen die gesünderen Babys sind. Auch ist das Risiko, später übergewichtig zu werden oder an Diabetes zu erkranken, bei nicht gestillten Kindern höher als bei gestillten. Stillen schützt und stärkt Kiefer und Zähne des Kindes und hat eine Schlüsselrolle beim Aufbau einer gesunden Darmflora. Später auftretende Allergien, Nahrungsmittelunverträglichkeiten und jede Menge Darmprobleme können von einer fehlenden Stillerfahrung begünstigt werden.

Aber nicht immer ist es möglich, dass Mütter ihre Kinder stillen. Gesundheitliche oder andere Gründe zwingen viele Frauen, auf das Angebot der Industrie zurückzugreifen. Gerade in diesen Fällen ist es wichtig, genau auf die Produktauswahl zu achten und die möglicherweise entstehenden Defizite anders auszugleichen.

Muttermilch hat immer noch eine wesentlich differenziertere Geschmackszusammensetzung (über die Nahrung der Mutter) als Flaschenmilch. Kinder, die gestillt wurden, sind daher im Regelfall vielfältigen Geschmäckern gegenüber aufgeschlossener als Kinder, die mit Flaschennahrung aufgezogen wurden.

Sogenannte Pre-, Start- oder 1er-Nahrung wird bereits unmittelbar nach der Geburt statt Muttermilch verabreicht: Das darin enthaltene Eiweiß aus der Kuhmilch wird an jenes aus der Muttermilch angepasst.

Pre- oder Startnahrung enthält, so wie Muttermilch, als Kohlenhydrat ausschließlich Milchzucker. So weit, so gut. Die sogenannte 1er-Nahrung hingegen enthält zusätzlich glutenfreie Stärke, die die Milch etwas andickt, was einen sättigenden Charakter verleihen soll. Zudem darf diese Babynahrung laut Lebensmittelgesetz bereits weitere Zuckerarten wie Maltose, Maltodextrin oder Glukosesirup enthalten. Wer beim Einkauf hier also nicht genau achtgibt, beginnt bereits unmittelbar nach der Geburt des Kindes, die Weichen für einen erhöhten Zuckerkonsum zu stellen und die erste und natürlich angeborene Vorliebe für Süßes um ein Vielfaches zu verstärken.

Für Babys ab dem siebten Monat kann im Handel 2er-Nahrung erworben werden und für Babys ab dem zehnten Monat 3er-Nahrung. Diese Flaschenmilch ist der Muttermilch nicht mehr ganz so ähnlich und wird aus diesem Grund erst für ältere Babys – in Kombination mit Beikost – empfohlen.

Die sogenannte Folgenahrung darf neben verschiedenen Zuckerarten auch künstliche Aromen wie Vanillin oder Bananengeschmack enthalten. Damit wird schon im zarten Babyalter die Vorliebe für (künstliche) Geschmäcker geprägt, die der Lebensmittelindustrie später satte Umsatzzahlen garantiert.

Es ist nicht immer gleich erkennbar, dass wir mit Zucker gemästet werden und das hat auch mit den vielen unterschiedlichen Namen und Bezeichnungen von Zucker zu tun, der sich hinter folgenden Begriffen verbirgt: Saccharose (das ist der klassische Haushaltszucker), Glukose, Maltose, Maltodextrin, Glukosesirup oder glutenfreie Stärke.

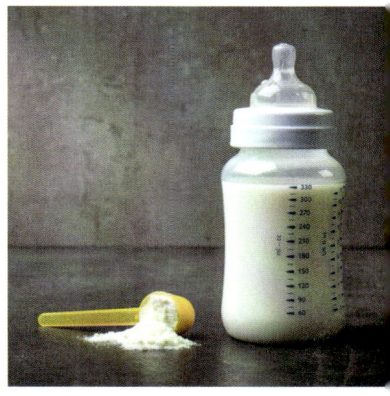

Babynahrung enthält oft Zucker.

„Mere-Exposure-Effekt" oder „Was der Bauer nicht kennt …"

Aber nun nochmals zurück zur Entstehung unserer Geschmacksvorlieben. Gemäß dem sogenannten „Mere-Exposure-Effekt" lieben wir einzelne Speisen deshalb, weil wir sie regelmäßig gegessen haben. Wenn man Kindern also gesunde Lebensmittel möglichst oft anbietet, greifen sie – auch in späteren Jahren – gerne und oft dazu.

Andersherum heißt das: Wer schon früh daran gewöhnt wird, vorrangig Süßes zu essen, wird auch im Erwachsenenleben ein größeres Verlangen nach Süßem haben.

Eine Speise, die gut vertragen wird, wird vom Organismus auch als „sicher" abgespeichert und daher wieder verlangt. „Ich esse, was ich kenne", ist hier das Motto. Wer sich langfristig auf diese frühe Entwicklungsstufe begibt, gehört später zum Kreis jener, deren Essensphilosophie durch den Glaubenssatz „Was der Bauer nicht kennt, isst er nicht" eingeschränkt wird. Einseitigkeit und Fehlernährungen sind dadurch vorprogrammiert.

Spezifisch sensorische Sättigung

Damit wir unseren Körper aber auch mit der Vielfalt an Nährstoffen versorgen, hat die Natur das Prinzip der spezifisch sensorischen Sättigung vorgesehen: Wurde eine Speise gerade verzehrt, kann eine kurzfristige Ablehnung dagegen entstehen. So soll verhindert werden, dass ständig das Gleiche gegessen wird. Dieser Prozess verläuft bei Kindern übrigens wesentlich langsamer als bei Erwachsenen. Es kann vorkommen, dass Kinder tagelang das Gleiche essen wollen. Die Kombination aus spezifisch sensorischer Sättigung und „Mere-Exposure-Effekt" ist evolutionär gewinnbringend: Sie sorgt für maximale Lebensmittelsicherheit und minimales Mangelerscheinungsrisiko.

Geduld bei Neophobie

Neophobie ist die Aversion (vorrangig bei Kindern) gegen das Probieren neuer Lebensmittel oder Speisen. Oft geben Eltern zu rasch auf, wenn Kinder (manchmal auch bereits bekannte) Lebensmittel ablehnen. Den Gipfel erreicht dieses Verhalten im Alter von zwei bis sechs Jahren; danach nimmt es nach und nach ab und stabilisiert sich im Normalfall im Erwachsenenalter.

Expertisen zeigen, dass Kinder manchmal erst nach zehn- bis 20-maligem Angebot ein neues Lebensmittel annehmen. Die Devise lautet also: Wiederholen, wiederholen, wiederholen – und auf ein vielfältiges und breites Lebensmittelangebot achten.

Wer aus Bequemlichkeit seinen Kindern bald nur mehr das vorsetzt, was sie „von Anfang an" mögen, begünstigt ein sehr einseitiges Essverhalten, das Zuckersucht und hochkalorischen Lebensmitteln wie Brot und Nudeln rasch den Vortritt lässt.

Aber auch im Erwachsenenalter lohnt es sich, immer wieder zu überprüfen, ob uns ein Lebensmittel, das wir nicht zu mögen scheinen, doch noch überzeugt. Geschmacksvorlieben ändern sich mit den Jahren und wer neugierig bleibt, kann sein Lebensmittelrepertoire auch bis ins hohe Alter erweitern.

Welche Schlüsse können wir aus der Evolution ziehen?

Die Vorliebe für den süßen Geschmack ist uns also angeboren. „Süß" vermittelt Sicherheit und Geborgenheit und wird vor allem dann benötigt, wenn viel (körperliche) Energie zur Verfügung gestellt werden soll. Die eigentliche süße Geschmacksprägung, die in unserem Hirnstamm gespeichert ist, geht von der natürlich vorkommenden Süße in Lebensmitteln aus. Wir finden diese einerseits in kohlenhydratreichen Lebensmitteln wie vollwertigem Getreide, in Milchprodukten wie Milch, Sahne (Obers) oder Butter sowie in einer ernährungsphysiologisch besonders wertvollen Lebensmittelgruppe, nämlich in reifem Obst und Gemüse.

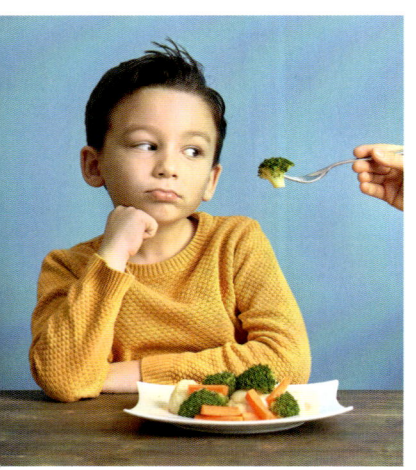

Nicht alles wird beim ersten Probieren gemocht.

3.

Süße Lebensmittel: Potenzial und Gefahr

Süßer Geschmack bedeutet Nährstoffdichte. Wie viel wir davon benötigen, richtet sich nach unserem Energieverbrauch. Wer sich nicht sehr viel bewegt, muss besonders klug auswählen und genau schauen, wie er seinen natürlichen Bedarf an Süßem deckt. Die geeignetste Lebensmittelgruppe, die uns Mutter Natur in dieser Hinsicht zur Verfügung stellt, ist jedenfalls das Gemüse.

Süße Lebensmittel: Potenzial und Gefahr

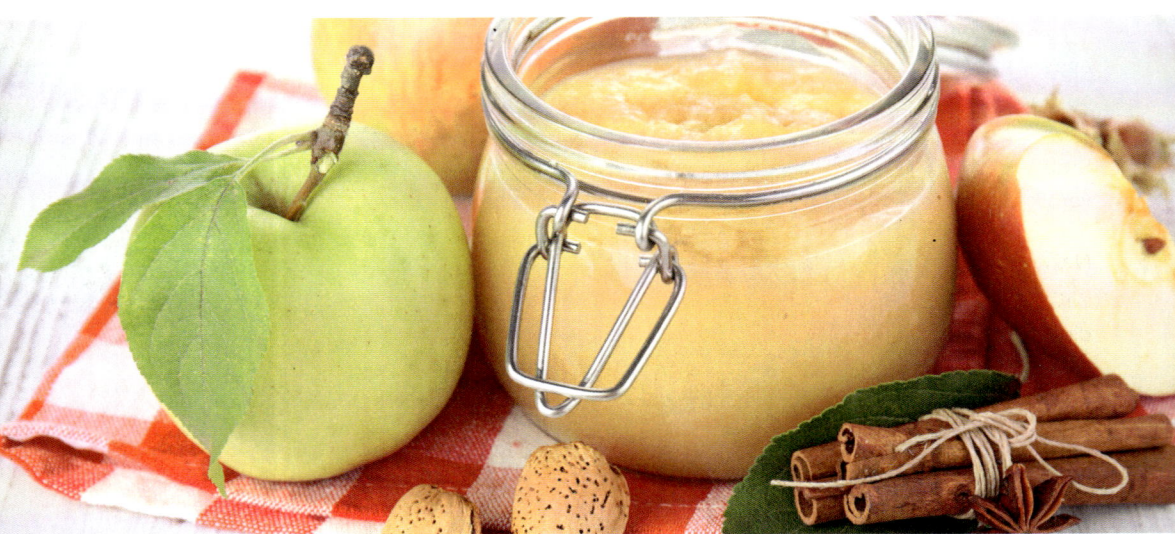

Natürliche Süße aus sonnengereiften Früchten

Sich den Zusammenhang zwischen süßem Geschmack und Nährstoffdichte genauer anzusehen, lohnt sich vor allem dann, wenn wir uns mit Problemen wie Übergewicht, Stoffwechselstörungen, Diabetes & Co beschäftigen (müssen). Denn gerade dann ist es besonders wichtig, einen klugen und individuell passenden „süßen" Weg zu finden.

Süßer Geschmack bedeutet Nährstoffdichte

Als wir in grauen Urzeiten noch vor dem Säbelzahntiger flüchten mussten oder auf der Suche nach Nahrungsmitteln lange Fußmärsche in den Wäldern zurückzulegen hatten, waren hochkalorische Lebensmittel, die dem Körper viel Energie zur Verfügung stellen, äußerst willkommen und wichtig für unser Überleben.

Übertragen auf unsere Gegenwart bedeutet dies: Wer heute viel Sport betreibt oder einen körperlich sehr anstrengenden Beruf ausübt, wird gut damit beraten sein, die natürliche Süße auch in Form von ordentlichen Mengen vollwertiger Kohlenhydrate zu sich zu nehmen. Dazu zählen Getreide aller Art sowie sämtliche daraus produzierte Lebensmittel wie Nudeln und Brot, aber z. B. auch Kartoffeln.

Wer nun aber, wie eine sehr große Gruppe der Berufstätigen heute, eine sitzende Tätigkeit ausübt und wenig Bewegung macht, der kommt schon nicht mehr so gut zurecht mit diesem Überangebot an Energie, das durch eine hohe Kohlenhydratzufuhr bereitgestellt wird.

Wenn dann noch zuckerhaltige Getränke, Süßspeisen und andere Naschereien dazukommen, die um ein Vielfaches mehr an Zucker enthalten als natürlich süße Lebensmittel, wird dies schnell zum Super-GAU für die Zuckerumwandlung im Körper. Stoffwechselstörungen, Diabetes und Übergewicht sind dann vorprogrammiert.

Natürliche Süße im Gemüse

Süß schmeckendes Gemüse vereint eine Vielzahl an Vorteilen, die wir uns zunutze machen können: Der natürlich süße Geschmack nährt uns und macht, dass wir uns geborgen fühlen, der hohe Wasseranteil im Gemüse versorgt uns mit wertvoller Flüssigkeit und siedelt die Kalorienzufuhr im unteren Bereich an. Die sekundären Pflanzenstoffe, jede Menge Vitamine, Mineralstoffe und Spurenelemente sorgen zudem für ein Feuerwerk an ernährungsmedizinischen Vorteilen. Magen und Darm, die Hauptzentralen unseres Stoffwechsels, sind – wie wir später noch lesen werden – besonders begeistert von dieser Lebensmittelgruppe. Auf allen Ebenen also ein Gewinn!

Die Art der Kohlenhydrate an Geschmack und Konsistenz erkennen

Ob eine Gemüsesorte viele Kohlenhydrate enthält, erkennt man einerseits an ihrem süßen Geschmack (durch die enthaltene Glukose und Fruktose) und andererseits an ihrer Konsistenz, die durch den hohen Stärke- und niederen Wassergehalt bedingt ist. Vergleichen wir eine Kartoffel (15 Gramm Kohlenhydrate auf 100 Gramm) mit einer Spargelspitze (zwei Gramm Kohlenhydrate auf 100 Gramm), so können wir sensorisch eindeutig wahrnehmen, welches Gemüse stärkereicher ist.

Im Vergleich zwischen Gurke und Karotte wird rasch klar, dass die Karotte mehr Fruktose enthält (zwei Gramm versus 4,6 Gramm pro 100 Gramm). Die Karotte schmeckt wesentlich süßer und enthält deutlich weniger Wasser. Auch das können wir mit unseren Sinnen rasch selbst feststellen. Somit dürfen wir uns auf unseren Geschmackssinn und auf die Konsistenz eines Gemüses als sicheren Maßstab für den Gehalt an natürlicher Süße und Stärke verlassen.

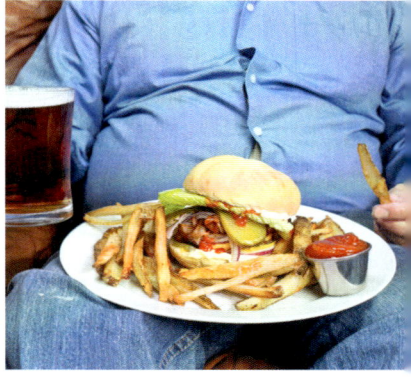

Wer viel sitzt, nimmt rasch zu viel Energie mit dem Essen auf.

Ernährungspyramiden und andere Modelle

Werfen wir einen genaueren Blick auf die Darstellung von Ernährungspyramiden nach verschiedensten Ernährungskonzepten, dann fällt auf, dass sich alle Modelle in einem bestimmten Punkt einig sind – Gemüse und Obst wird als Basis der täglichen Nahrungsmittelzufuhr empfohlen. Das war nicht immer so. In den anfänglichen Darstellungen wurden die stärkehaltigen Produktgruppen – Brot, Kartoffeln, Nudeln, Reis – als Grundlage einer gesunden Ernährung betrachtet. Erst als deutlich wurde, dass es durch diese Verzehrempfehlungen zu keinem Rückgang der ernährungsbedingten Zivilisationskrankheiten kam, veröffentlichte die Deutsche Gesellschaft für Ernährung (DGE) ein neues Modell. Der Fokus wurde hier auf eine Basis aus Gemüse, Obst und Hülsenfrüchten gelegt. So gilt seit 2005 ein Verzehr von drei Portionen Gemüse/Hülsenfrüchten und zwei Portionen Obst als Grundlage einer gesunden und ausgewogenen Ernährung. In Österreich wurden die Empfehlungen im Jahr 2010 und in der Schweiz 2011 dahingehend aktualisiert.

Die Tellermodelle

Eine gute Orientierung darüber, wie die Bausteine einer gesunden Mahlzeit verteilt werden sollten, geben auch die sogenannten „Tellermodelle". Im englischsprachigen Raum kommen diese Ernährungsempfehlungen zunehmend zum Einsatz. Eine sehr anschauliche und praxisorientierte Version davon ist das Vital-Teller-Modell nach Karin Hofinger: Das Grundprinzip besagt, dass ein gesunder Teller aus zwei Handvoll Gemüse, einer Handvoll kohlenhydratreicher Lebensmittel (wie Brot, Getreide, Nudeln oder Kartoffeln) und einer Handvoll eiweißreicher Lebensmittel (mehr pflanzlicher als tierischer) bestehen soll. Zudem ist bei jeder Mahlzeit auf die Zugabe von hochwertigem Fett (z. B. in Form von Pflanzenölen, Nüssen oder Samen) zu achten. Seinen Durst sollte man generell mit Wasser stillen.

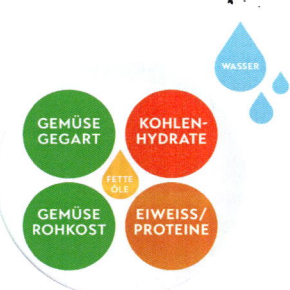

**Vital-Teller-Modell®
nach Karin Hofinger**

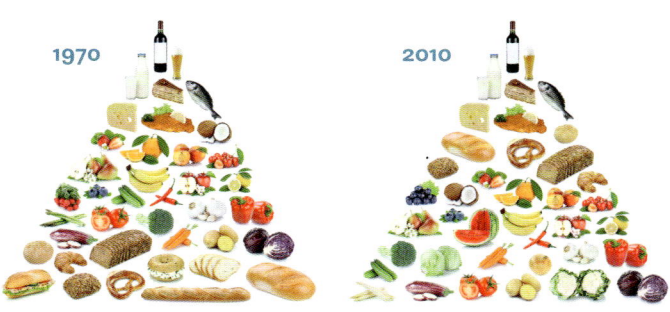

Die Empfehlungen der Ernährungspyramiden haben sich stark verändert.

Süße Gemüsevielfalt

Im folgenden Abschnitt wollen wir Ihnen Lust machen auf die Vielfalt natürlich süßer Lebensmittel, vor allem auf Gemüse. Verwenden Sie Kürbisgemüse wie Zucchini, Kürbisse, Melonen und Gurken, Wurzelgemüse wie Rote Beten (Rote Rüben), Karotten, Petersilienwurzeln oder Pastinaken. Greifen Sie reichlich zu bei Fenchel, Süßkartoffeln oder Mais. Süße Hülsenfrüchte wie Erbsen, Bohnen, Kichererbsen oder Linsen dürfen ebenso regelmäßig in den Kochtopf.

Kürbisgemüse

Kürbisgemüse wie Zucchini, Gurken, Melonen und die Kürbisvielfalt von Hokkaido- bis Muskat- oder Spaghettikürbis sind eine hervorragende Quelle für natürliche Süße. Aus Kürbissen lassen sich nahrhafte und wohlschmeckende Suppen, Ofengemüse, Aufläufe und sogar Torten und Kuchen zubereiten. Zucchini in allen Formen und Farben sind in der leichten und mediterranen Sommerküche besonders beliebt. Gurken und Melonen helfen uns beim Kühlen, wenn im Hochsommer wieder mal die nächste Hitzewelle über uns hereinbricht.

Kürbisse liefern uns jede Menge gesunde Nährstoffe wie zum Beispiel Beta-Karotin, Vitamin C und E, sie sind kalorienarm und sogar in ihren Kernen stecken wertvolle und fein schmeckende Fette. Zudem sind sie kalorienarm und daher beim Abnehmen ausgesprochen empfehlenswert.

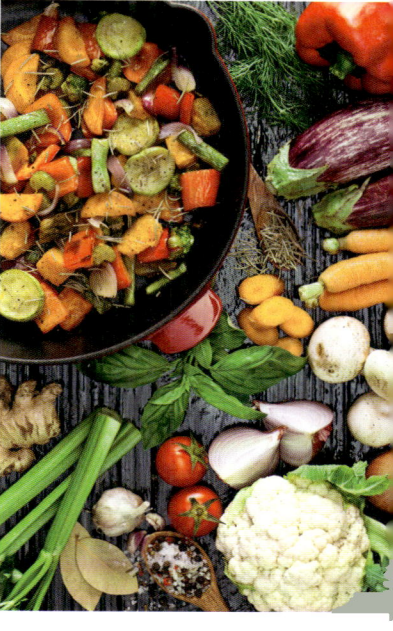

Gemüse sollte den Hauptanteil unserer Ernährung ausmachen.

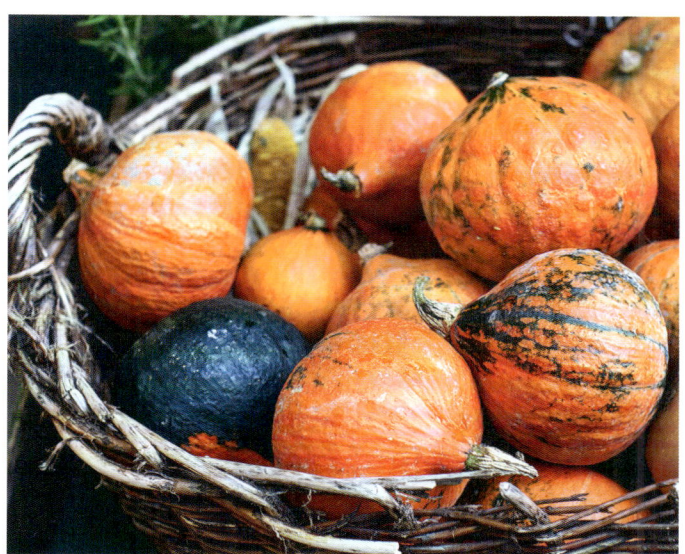

Kürbisse sind nährstoffreich und kalorienarm.

Wurzelgemüse und Rüben

Unter den Wurzelgemüsen finden wir besonders viel süß Schmeckendes. Da diese allesamt unter der Erde wachsen, ist es nicht weiter verwunderlich, dass sie in der Traditionellen Chinesischen Medizin (TCM) dem Element Erde und somit auch dem süßen Geschmack zugeordnet werden. Sie alle haben aber neben der natürlichen Süße auch noch eine ganze Reihe anderer gesundheitlicher Vorteile zu bieten.

Rote Beten (Rote Rüben) sind zum Beispiel eine Wohltat für unser Herz, unseren Blutdruck, den Kreislauf und die Blutbildung. Auch bei Verstopfung können sie gute Dienste erweisen. Sie liefern Folsäure und die Vitamine A, B, und C. Betain und Anthocyane wirken herzstärkend und krebsschützend.

Aber auch **Karotten** können sich sehen – und schmecken – lassen. Ganz egal, welche Farbe man wählt. Ob gelb, orange, weiß oder violett, die süßen und bunten Rüben enthalten die Vitamine B_1, B_2, C und E und besonders viel Betacarotin. Unsere Augen profitieren vom regelmäßigen Verzehr ebenso wie unser Immunsystem.

Mit **Petersilienwurzeln** lässt sich der Tagesbedarf an Vitamin C rasch decken und Nervensystem und Stoffwechsel gut unterstützen. Die zum Verwechseln ähnlich aussehenden **Pastinaken** wirken hingegen entkrampfend und helfen bei einer Vielzahl an Magen- und Darmproblemen. Sie enthalten Pektine, die als Ballaststoffe Verstopfung vorbeugen und Giftstoffe im Darm binden können. Ihre ätherischen Öle sorgen für das wohlschmeckende Aroma und haben eine antibakterielle Wirkung. Die weißen Rüben stecken zudem voller Vitamin C sowie Mineralstoffen wie Kalzium und Phosphor.

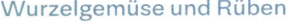

Erdig süß – das gesunde Wurzelgemüse

Knollensellerie

Dieses herrlich aromatische, leicht süßliche Gemüse punktet neben einem geringen Kaloriengehalt mit jeder Menge Vitaminen und Mineralstoffen. Zudem ist es reich an Kalium, Eisen, Kalzium, Carotinoiden, Vitamin C und B sowie wertvollen ätherischen Ölen, die das besondere Aroma der Knolle ausmachen.

Knollenfenchel

Ein weiteres sehr aromatisches, süßes Gemüse ist der Knollenfenchel. Das leicht nach Anis schmeckende Gemüse ist bekannt als besonders darmfreundlich. In der TCM werden ihm wärmende Eigenschaften zugeschrieben, was für unser Verdauungsfeuer und das Stärken der „Mitte" besonders hilfreich

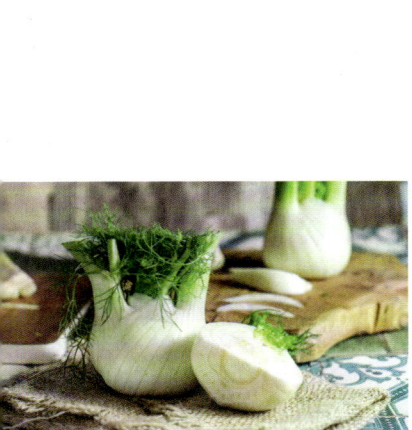

Knollenfenchel: natürliche Süße und gut für den Darm

sein kann. Fenchel kann mit beachtlichen Mengen der Vitamine
A, C, K, E, Folsäure und Betacarotin auftrumpfen. Kalium, Kalzium,
Magnesium, Mangan und Eisen hat er ebenfalls anzubieten.
Nicht fehlen darf in der Aufzählung süßer Gemüsesorten
natürlich die **Süßkartoffel.** Die ursprünglich vor allem im
südamerikanischen Raum kultivierte Pflanze wird heute
auch hierzulande angebaut. Die Süßkartoffel ist übrigens
nicht mit der Kartoffel verwandt und zählt nicht zu den
Nachtschattengewächsen. Jede Menge Vitamine und
Mineralstoffe machen sie zu einer ernährungsphysiologisch
äußerst interessanten Pflanze: Vitamin A, Betacarotin,
B-Vitamine, die Vitamine C, E und K, die Mineralstoffe Kalium,
Kupfer, Zink und Mangan sowie wertvolle Antioxidantien
sorgen für viele gesundheitliche Vorteile. Das süße
Gemüse wirkt entzündungshemmend, blutzuckersenkend,
abwehrkraftsteigernd und herzstärkend.

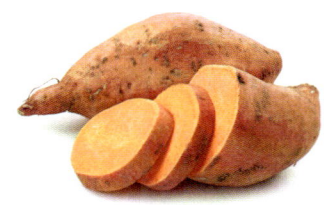

Die natürlich süße Süßkartoffel hat ernährungsphysiologisch viel zu bieten.

Hülsenfrüchte

Bohnen, Linsen, Kichererbsen und Erbsen gehören zu den
eiweißreichen Hülsenfrüchten und gelten ebenfalls als eine
besonders wertvolle pflanzliche Quelle des süßen Geschmacks.
Sie haben einen sehr hohen Ballaststoffgehalt und sind als
darmstärkende und gesunde Mahlzeit eine hervorragende Quelle
für viele Nährstoffe, die für einen gesunden Darm und einen
funktionierenden Stoffwechsel notwendig sind.

Um die blähende Eigenschaft vieler Hülsenfrüchte zu
entschärfen, empfiehlt es sich, diese vor dem Kochen mehrere
Stunden in Wasser einzuweichen und das Einweichwasser
unbedingt abzugießen, bevor sie gekocht werden. Auch die
Beigabe von karminativen Gewürzen wie Bohnenkraut, Fenchel,
Anis, Kümmel, Ingwer oder Algen kann dem Sager „Jedes
Böhnchen ein Tönchen" Einhalt gebieten.

Neben ihrem Ballaststoffreichtum ist bei Hülsenfrüchten auch
unbedingt der hohe Eiweißanteil erwähnenswert. Gerade für jene
von uns, die aufgrund von chronischem Bewegungsmangel bei
den Kohlenhydraten generell sparen sollten, sind Hülsenfrüchte
eine hervorragende und zudem pflanzliche Eiweißquelle.

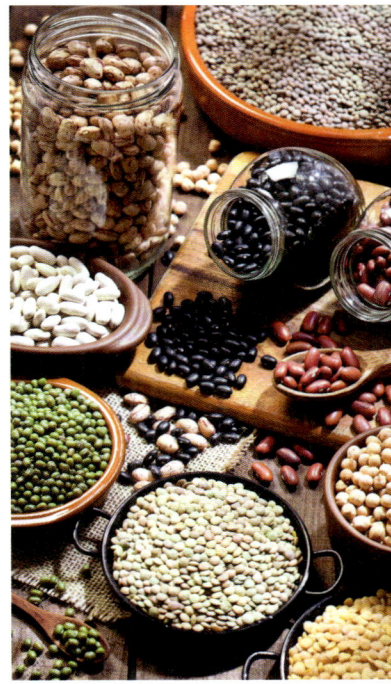

Bunte Hülsenfrüchte: eiweiß- und ballaststoffreich

Süße Gewürze

Eine sehr wohlschmeckende und heilsame Möglichkeit, unser natürliches Bedürfnis nach dem süßen Geschmack zu stillen, ist, vermehrt süße Gewürze in den Speiseplan einzubauen. Damit verringert sich automatisch der Bedarf an Zucker & Co. Süße Gewürze sind nicht nur in der süßen Küche interessant. Eine milde Süße wie jene von Vanille, Zimt oder Zitronenmelisse passt auch hervorragend zu so manchem pikanten Gericht wie z. B. Rührei mit Zwiebel und Vanille (S. 94) oder Tomatensauce mit Zimt (S. 108). Süße Gewürze haben sehr viel zu bieten, sowohl kulinarisch als auch für unsere Gesundheit.

Vanille

Die Vanille wird auch als „Königin der Gewürze" bezeichnet, was aufgrund des feinen, betörenden und süßen Duftes nicht verwundert. Ihr Aroma hat eine nervenberuhigende und entspannende Wirkung. Die Indianer Mexicos verwendeten sie bereits vor Jahrhunderten zur Gehirnstärkung.

Achten Sie darauf, echte Vanilleschoten und niemals billiges und künstlich hergestelltes Vanillin zu verarbeiten. Die künstlich hergestellten Aromen sind Abfallprodukte der Papierindustrie oder stammen aus den Chemielabors der Lebensmittelindustrie und haben in gesundem Essen nichts verloren.

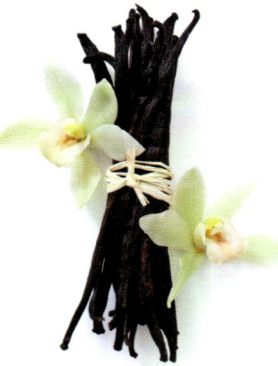

Vanille verleiht einen natürlich süßen und hoch aromatischen Geschmack.

Fenchel

Die Samen des Fenchels sind ein aromatisches Gewürz, das in der pikanten Küche und beim Brotbacken gerne verwendet wird. Aber auch in wärmenden Kuchen und weihnachtlichen Cookies können die süßlich schmeckenden Samen eine wertvolle Zutat sein.

Hildegard von Bingen hat Fenchel bereits im 12. Jahrhundert als ein Lebensmittel gelobt, das Menschen fröhlich macht, wärmt und eine gute Verdauung verursacht. Fenchel wirkt blähungstreibend, krampflösend, verdauungsfördernd, harntreibend und leicht antiseptisch. In der indischen Heilkunst Ayurveda und der TCM wird er als thermisch warm eingestuft und bei Kältesymptomen zum Einsatz gebracht. Bauchschmerzen, Spannungsgefühle im Unterbauch, Aufstoßen und Erbrechen sowie verminderter Appetit werden mit Fenchel behandelt. Der typische Geschmack ist dem reichlich enthaltenen ätherischen Öl Anethol zu verdanken. Fenchel ist ein hervorragendes Mittel gegen schlechten Atem. In Indien werden Fenchelsamen nach dem Essen gerne als „Munderfrischer" gekaut.

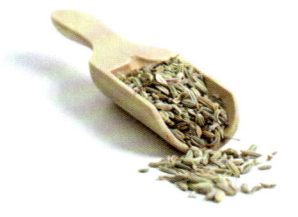

Fenchelsamen, ein aromatisches Gewürz

Anis

Die Anispflanze gehört zu den Doldenblütlern. Ihre wesentlichsten Wirkstoffe sind verschiedene Harze und Anethol. Anis ist verdauungsfördernd, appetitanregend und blähungstreibend und hat eine antiseptische Wirkung auf den Verdauungstrakt. Er ist krampflösend bei Magenschmerzen und kann bei Nervosität und Schlafschwierigkeiten helfen. Die Volksheilkunde spricht auch von einer milchtreibenden Wirkung sowie von hilfreichen Eigenschaften bei Menstruationsproblemen.

Als Brotgewürz sorgt er für eine aromatische Süße und lindert die blähende Wirkung von frisch gebackenem Brot. In der Likörherstellung hat er seit jeher einen fixen Platz. Anishaltige Getränke wie Ouzo, Pernod, Pastis oder Absinth sind auch als verdauungsfördernde Aperitifs oder Digestifs allerorts beliebt.

Ingwer

Ein aromatisches Würzmittel mit süßlich-scharfem Geschmack und eine der wichtigsten Heilpflanzen im asiatischen Raum ist Ingwer. In der Traditionellen Chinesischen Medizin hat er ebenso wie im indischen Ayurveda seit jeher einen Ehrenplatz. Ingwer kann eine Vielzahl therapeutisch hochwirksamer Stoffe aufweisen, die mittlerweile auch von westlichen Studien bestätigt wurden. Forschungen konnten den erfolgreichen Einsatz bei Übelkeit und Erbrechen belegen.

Die TCM setzt Ingwer bei vermindertem Appetit, beginnenden Erkältungen, Kälte, Schüttelfrost und Fieber, Kopfschmerzen, Husten, Keuchatmung sowie bei Erbrechen und Durchfall nach dem Verzehr von verdorbenem Fisch und Meeresfrüchten ein. Ingwer enthält Zingiberen, Zingiberol, ätherische Öle und Gingerol, das u. a. für den charakteristischen und scharfen Geschmack sowie die beruhigende Wirkung auf den Verdauungstrakt verantwortlich ist. Er wirkt gegen Verstopfung, regt den Gallenfluss an, hilft bei der Fettverdauung, ist entzündungshemmend und verfügt über blähungswidrige Eigenschaften. Er ist in getrockneter und in frischer Form gut einsetzbar.

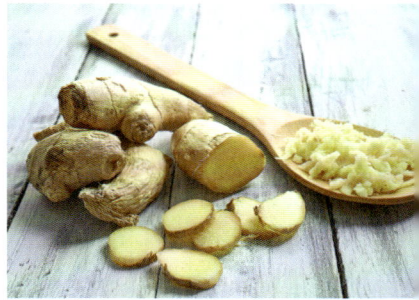

Ingwer: das beste Mittel gegen Übelkeit

Gewürznelken

Gewürznelken gehören zu den Myrtengewächsen. Die getrockneten Blütenknospen haben aufgrund der ätherischen Öle einen intensiv riechenden, scharf-süßlichen Geschmack. Vor allem in Kombination mit gebratenem Obst, Musen und Kompotten geben sie ein feines Aroma. Aber auch Fisch-,

Fleisch- und Gemüsegerichte können von dem besonderen Aroma profitieren. Der hohe Gehalt an Antioxidantien stellt ein weiteres „gesundes" Argument für Gewürznelken dar.

Grüner Kardamom

Die Pflanze gehört zu den Ingwergewächsen und ist in der indischen und orientalischen Küche ein beliebtes Gewürz. Verwendet werden die Samen, die aus den getrockneten Kapselfrüchten erst herausgelöst werden müssen. Dem süßlich-scharfen Gewürz wird in arabischen Ländern eine aphrodisierende Wirkung nachgesagt.

In der Traditionellen Chinesischen Medizin wird Kardamom gerne verwendet, um Feuchtigkeit zu transformieren und Verschleimungen entgegenzuwirken. Das ätherische Öl des Kardamoms hat eine wohltuende Wirkung auf Speichel-, Magen- und Gallensaftsekretion und wird in der Naturheilkunde daher auch bei Verdauungsproblemen zum Einsatz gebracht.

Zimt

Das bekannte Gewürz wird aus der Rinde des Zimtbaumes hergestellt – für die Herstellung von Zimtöl werden auch kleine Äste und Blätter verwendet. Man unterscheidet zwischen dem – meist – hochwertigeren Ceylon-Zimt aus Sri Lanka und dem etwas schärferem Cassia-Zimt aus China. Je dünner und feiner gerollt, umso hochwertiger ist Zimt.

Zimt ist vor einiger Zeit wegen eines möglicherweise zu hohen und damit schädlichen Cumaringehaltes in den Medien ins Kreuzfeuer der Kritik gekommen. Cumarin-Überdosierungen können bei empfindlichen Menschen Kopfschmerzen auslösen, bei hohen Überdosierungen angeblich auch Leberschäden und möglicherweise sogar Krebs verursachen. Allerdings ist es unwahrscheinlich, dass diese hohen Dosen in der Realität konsumiert werden – und dass die Dosis das Gift macht, ist ohnehin bekannt. Wer das Risiko dennoch minimieren möchte, sollte beim Einkauf darauf achten, keinen billigen Cassia-Zimt aus China, sondern hochwertigen Ceylon-Zimt zu erstehen. Dieser enthält pro Kilogramm nur 0,02 Gramm Cumarin – wohingegen chinesischer Cassia-Zimt bis zu zwei Gramm pro Kilogramm aufweisen kann. Zimt hat aber vor allem viele positive und gesundheits-fördernde Eigenschaften. So gilt das süßlich aromatische Gewürz als blutzucker- und blutfettsenkend und wird daher auch Menschen mit Diabetes Typ 2 empfohlen. In der Traditionellen Chinesischen Medizin wird Zimt bei Libidomangel,

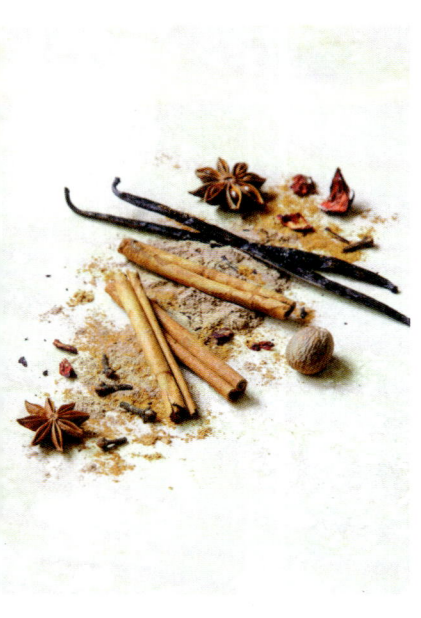

Wärmende Gewürze dürfen im Winter nicht fehlen.

Durchfall, Unterfunktion der Schilddrüse und Appetitlosigkeit verordnet. Aufgrund der wärmenden Eigenschaften von Zimt ist dieses Gewürz auch für die Erhaltung unseres Verdauungsfeuers eine gute Wahl.

Piment

Piment oder auch Nelkenpfeffer, Jamaikapfeffer oder Neugewürz genannt, gehört zu den Myrtengewächsen. Als Gewürz werden die getrockneten, unreifen Früchte verwendet, die einen scharfen und aromatisch süßlichen Geschmack aufweisen. Das Hauptanbaugebiet ist die Karibikinsel Jamaika. Piment enthält ätherische Öle, vor allem Eugenol. Dem exotischen Gewürz werden appetitanregende und magenfreundliche Eigenschaften nachgesagt. Das klassische Lebkuchengewürz eignet sich außer für weihnachtliche Backwaren auch zur Aromatisierung von Wild- und Pilzgerichten.

Schalenabrieb von Zitrusfrüchten

Ein besonders aromatisches Würzmittel, das in einer naturnahen und gesunden süßen Küche nicht wegzudenken ist, ist der **Schalenabrieb** von biologischen Zitrusfrüchten wie **Orangen, Limetten, Zitronen** oder **Mandarinen.** Achten Sie dabei stets auf biologische Ware, damit Sie keine Spritzmittel und Pestizide mitessen. Mit einem Zestenreißer, einem Messer oder einer feinen Reibe schaben Sie den aromatischen Teil einfach ab und verfeinern so Ihre Gerichte. Auch in getrockneter Form sind Orangen- und Mandarinenschalen im Handel erhältlich und eine Bereicherung für Ihre Küche.

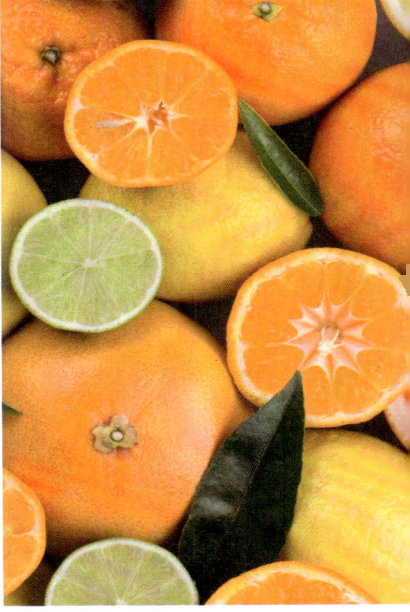

Den Schalenabrieb von Zitrusfrüchten nur von biologischen Früchten verwenden.

Aus Sicht der Traditionellen Chinesischen Medizin wandeln getrocknete Mandarinenschalen Feuchtigkeitsansammlungen und Schleim im Körper um und werden daher auch bei verschleimendem Husten, Brechreiz und Völlegefühl therapeutisch verordnet.

Zitronenmelisse

Zitronenmelisse wuchert im Garten oder auch im Topf „wie Unkraut". Das intensive und aromatische Kraut hat einen frischen, zitronigen Geschmack und kann mit heilkräftigen Eigenschaften aufwarten: Es wirkt beruhigend, entspannend, krampflösend, erfrischend, durstlöschend, blähungswidrig und antiviral. In süßen wie pikanten Gerichten bringt die Zitronenmelisse ein besonderes, frisches Aroma und eine milde Süße.

Natürliche Süße im Obst

Sonnengereiftes Obst schmeckt natürlich süß, es enthält Fruktose und Glukose. Da immer auch reichlich Ballaststoffe, eine Reihe an Vitaminen und Mineralstoffen sowie Antioxidantien, ein hoher Anteil an Wasser und andere gesunde Begleitstoffe enthalten sind, ist Obst grundsätzlich eine gute und gesunde Quelle für natürliche Süße. Problematisch kann Obst für Menschen werden, die Fruktose nicht vertragen. Auch wenn wir Obstsäfte oder Obst in Form von Trockenobst konsumieren, müssen wir bedenken, dass hier keine natürlichen Relationen mehr vorherrschen. Ein Glas Orangensaft hat bereits so viel Zucker, wie wir mit ganzen Orangen wahrscheinlich nicht in so kurzer Zeit zu uns nehmen würden. Beachten Sie, dass Trockenobst einen besonders hohen Zuckergehalt aufweist – es hat nur mehr einen Bruchteil seiner ursprünglichen Größe und damit ebenfalls konzentrierte Süße.

Frisches und sonnengereiftes oder verarbeitetes Obst in Form von Musen oder Kompotten, in vollwertigen und nicht zusätzlich gezuckerten Kuchen, als Zutat im morgendlichen Porridge oder als Krönung eines pikant-süßlichen Salates kann ein gutes Mittel sein, um zur natürlichen Süße zurückzukehren. In diesem Zusammenhang wollen wir an den Leitsatz von Paracelsus, dem berühmtesten Arzt des 16. Jahrhunderts, erinnern: Die Dosis macht das Gift!

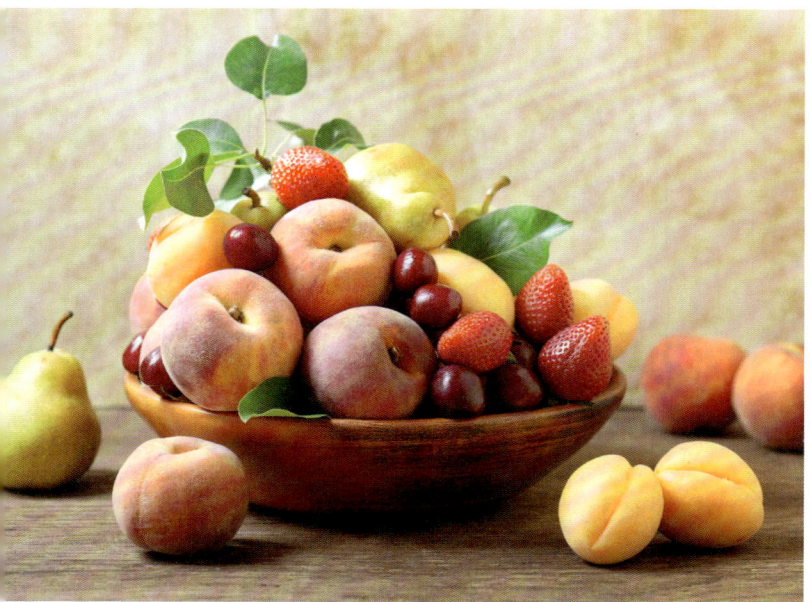

Frisches Obst ist reich an Vitaminen, Mineralien und Antioxidantien.

Süße Beeren

Zu den gesündesten und wohl auch beliebtesten Obstsorten gehören süße Beeren:

Erdbeeren enthalten nur 6 Gramm Fruchtzucker pro 100 Gramm, sind ballaststoffreich und reich an Eisen, Kalzium und Vitamin C.
Himbeeren stärken unser Immunsystem, sind krebshemmend, regen den Stoffwechsel an und bestehen zum Großteil aus Wasser. B-Vitamine, Vitamin C und E, Eisen, Kalium, Kalzium und Magnesium zählen zu den wohltuenden Inhaltsstoffen.
Heidelbeeren enthalten Polyphenole, Antioxidantien und Anthocyane, die allesamt Gesundheitsbooster sind.
Brombeeren sind ballaststoffreich und voller Vitamin C, B_1 und K.

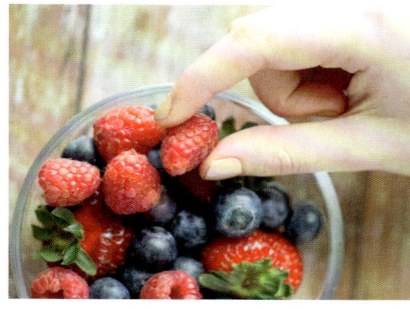

Beeren zählen zu den gesündesten süßen Früchten.

Weintrauben

Zu den symbolträchtigsten Obstsorten gehören Weintrauben. Ihr hoher Wassergehalt, der Vitamin- und Mineralstoffmix (Kalium, Kalzium, Magnesium, Eisen, B-Vitamine, Vitamin C und E) und sekundäre Pflanzenstoffe wie Flavonoide und Resveratrol sorgen für ihren guten Ruf als besonders gesundes Obst. Die vielen Ballaststoffe und der hohe Kaliumanteil wirken entschlackend, was sie auch als Abnehmhilfe beliebt macht. Besonders rote Trauben mit ihrem Farbstoff Anthocyan wirken zellschützend.

Apfel

Wie die Weintraube kommt auch der Apfel bereits in der Bibel vor. Er kann mit rund 30 Vitaminen und Mineralstoffen als eine der gesündesten Früchte überhaupt auftrumpfen – und das bei sehr geringem Kaloriengehalt: Ein mittelgroßer Apfel enthält rund 60 Kalorien, besteht zu 85 Prozent aus Wasser und ist somit eines der wertvollsten Lebensmittel für all jene, die gesund, schlank und schön bleiben wollen.

Äpfel haben zudem einen hohen Pektingehalt – und deshalb viele positive Eigenschaften in Bezug auf unsere Darmgesundheit. Der Apfel wird seit jeher in der Volksmedizin als Heilmittel bei Magen- und Darmbeschwerden zum Einsatz gebracht. Die reichlich vorhandenen Ballaststoffe senken den Cholesterin- und Blutfettspiegel und binden Giftstoffe. Der regelmäßige Verzehr sonnengereifter Äpfel kann die Bildung von schädlichen Stoffen in unserem Darm ebenso hemmen wie die Ansiedelung von unerwünschten Bakterien.

In Äpfeln finden wir wichtige Spurenelemente, Mineralstoffe und Vitamine wie u. a. Natrium, Kalium, Kalzium, Magnesium,

Eisen, Phosphor, Kieselsäure, Niacin, Folsäure, Vitamin A, B_1, B_2, B_6, C und E sowie Quercetin, Flavonoide und Carotinoide. Daraus ergibt sich eine lange Reihe an positiven Effekten auf unsere Gesundheit: Äpfel sind hilfreich bei Gelenksbeschwerden, stärken unser Immunsystem, pflegen unsere Haut, binden freie Radikale, helfen bei Appetitlosigkeit und Gedächtnisstörungen, regulieren unseren Cholesterinspiegel und senken unsere Blutfette. Sie werden basisch verstoffwechselt, sind äußerst verdauungsfördernd und helfen beim Abnehmen und Entschlacken. Regelmäßig gegessen, können sie sogar Herzinfarkt vorbeugen und die Tumorbildung verhindern.

Birnen

Wie Äpfel gehören Birnen zu den Rosengewächsen. Sie haben einen wesentlich geringeren Anteil an Fruchtsäure als Äpfel und schmecken daher süßer. Birnen sind reich an Kalium und Phosphor – daher wird ihnen eine entwässernde und nervenstärkende Wirkung zugeordnet. Außerdem enthalten sind Eisen, Kalzium, Vitamin B_1 und B_2, Vitamin C und Folsäure.

Feigen

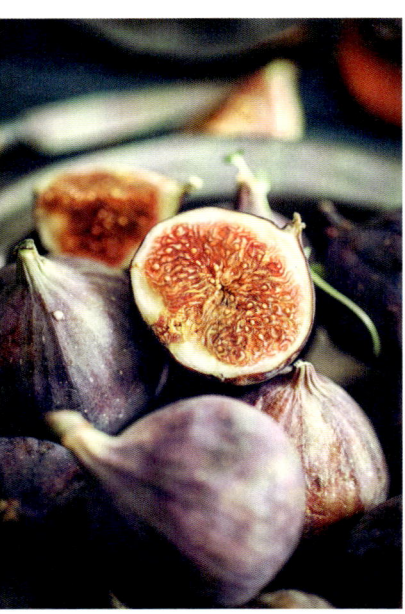

Feigen: sinnlich und köstlich

Die Feige ist eine der ältesten Kulturpflanzen. Die gesundheitlichen Benefits der Früchte sind erstaunlich. Der Genuss von Feigen kann Knochen- und Nervenschäden vorbeugen und der Wirkstoff Aneurin spielt eine bedeutende Rolle für den Stoffwechsel und das Nervengewebe. Die Früchte sind reich an Kalzium und Phosphor.

Hervorzuheben ist ihre verdauungsfördernde Wirkung. Feigen wirken Stuhlträgheit entgegen, regen den Gallenfluss an und sind leberstärkend sowie schleimlösend. Ein hoher Magnesiumgehalt unterstützt in stressigen Zeiten unsere Nerven und das ästhetische Aussehen einer frischen Frucht erfreut nicht nur den Gaumen, sondern auch das Auge und Gemüt.

Kirschen

Kirschen sind kalorienarme und mineralstoffreiche Vitaminbomben – wenn sie Saison haben, kann man guten Gewissens ordentlich zugreifen. Sie enthalten viel Eisen und Kalium und jede Menge gesunde sekundäre Pflanzenstoffe wie Flavonoide und Phenolsäuren.

4.

Die Vielfalt der Getreide (wieder-)entdecken

Wer sich heute in einer Bäckerei oder Süß- und Backwarenabteilung eines Supermarktes umsieht, wird fast ausschließlich Produkte aus hochgezüchtetem, weißem (also meist auch ausgemahlenem) Weichweizen entdecken. Die sogenannte „Grüne Revolution" ist mitverantwortlich dafür, dass sich unser Getreidekonsum heute meist auf den Verzehr von Hochleistungsweizen beschränkt.

Die Vielfalt der Getreide (wieder-)entdecken

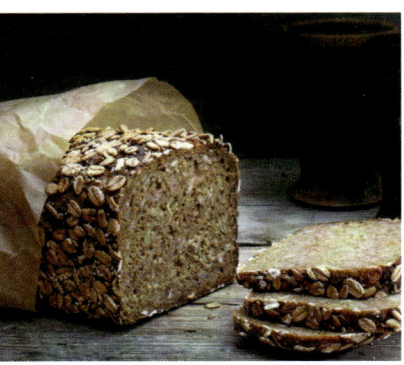

Auch „gesundes" Vollkorn bedeutet oft hochgezüchteter Weizen.

Auch die vermeintlich gesunden Vollkornprodukte sind häufig Weizen-Vollkornprodukte. Ob im Müsli, als „Vollkorn-Panade" oder als gesundes Vollkornbrot mit Frischkäse und Rohkost: Vollkorn gilt als Synonym für gesund, wobei häufig nicht differenziert wird, um welches volle Korn es sich handelt. Wenn es noch dazu als „bio" gekennzeichnet ist, ist für viele unbegreiflich, warum das nicht gesund sein sollte.

Viele von Unverträglichkeiten betroffene Menschen stellen fest, dass sie auf ursprünglichere Getreidesorten wesentlich besser reagieren als auf unseren „modernen" und allgegenwärtigen Weizen. Das hängt möglicherweise auch damit zusammen, dass moderne Getreidesorten zwar zum Teil weniger Eiweiß enthalten, dieses aber eine andere Kleberstruktur (Gluten) aufweist. Das Korn der Urgetreidesorten ist zudem kleiner als jenes des Hochertragsweizens. Damit hat die Schale den verhältnismäßig größten Anteil am ganzen Korn. Dadurch enthalten Urgetreide mehr Mineralstoffe, Vitamine und dergleichen. Dieser Vorteil wird natürlich reduziert, wenn die Getreidearten auch wieder zu Weißmehl ausgemahlen werden.

Was ist eigentlich Weizen?

Die Wiege sämtlicher Weizenarten liegt im Nahen Osten. Die Pflanze gehört zur Art der Süßgräser, ihre Früchte werden botanisch als „einsamige Schließfrüchte" bezeichnet. Weizen ist eigentlich ein Sammelbegriff für die unterschiedlichen Triticum-Arten, zu denen neben dem heute bekanntesten und verbreitetsten Vertreter, dem Weichweizen, auch Dinkel, Emmer und Einkorn gehören.

Wenn heute von Weizen die Rede ist, meinen wir jedoch gemeinhin **Weichweizen.** Das in großem Stil verwendete Getreide ist ein hochgezüchteter „Hochleistungsweizen", der in erster Linie den Anforderungen der Lebensmittelindustrie genügen soll. Weichweizen ist freidreschend, das heißt, er muss nicht mühsam vom Spelz befreit werden, um genießbar zu sein. So konnten schon früh höhere Erträge erzielt werden und die Entwicklung zur europäischen Hauptgetreideart war damit wohl vorprogrammiert.

Hartweizen – lateinisch Triticum durum –, auch Durum oder Glasweizen genannt, ist ebenfalls ein spelzfreies Getreide und vermutlich aus dem Emmer entstanden. Etwa zehn Prozent der weltweiten Weizenproduktion entfällt auf Hartweizen. Die Hauptanbaugebiete sind Mittelmeerländer wie Italien, Spanien, Frankreich und Griechenland sowie Vorderasien. Seine harten Körner und sein kleberreiches Mehl eignen sich vor allem für die Herstellung von Teigwaren und für die Grießherstellung. Hartweizengrieß enthält viel Eiweiß, durchschnittlich rund 16 Prozent. Auch Couscous und Bulgur werden hauptsächlich aus Hartweizen hergestellt.

Die Schattenseiten der Grünen Revolution

In den 1960er Jahren wurde begonnen, die Landwirtschaft in den sogenannten Entwicklungsländern (insbesondere in Asien und Lateinamerika) durch die Einführung von Hochertragssorten anzukurbeln, da diese Länder von einer Hungersnot bedroht waren. Das Projekt sollte als „Grüne Revolution" in die Geschichte eingehen. Der amerikanische Agrarwissenschafter Norman Borlaug wurde damals beauftragt, eine ertragreiche Weizensorte zu entwickeln, die krankheitsresistent und robust war, und deshalb einen größeren Ertrag versprach. Durch das Verfahren der Rückkreuzung entwickelte Borlaug mehr als 50 hochertragreiche Halbzwergweizensorten, die einen bis zu dreimal höheren Ertrag als die Ausgangssorten aufwiesen. Das Getreide knickte nicht mehr so leicht und wurde früher reif. 1970 erhielt Borlaug für seine Arbeit den Friedensnobelpreis, da er dazu beigetragen hatte, Millionen von Menschen vor dem Hungertod zu retten.

In armen Gebieten kultivierte man in Folge immer mehr Hochertragssorten. Bis zum Jahr 2000 wurden in über 100 Ländern rund 8.000 neue Sorten von Weizen, Reis, Mais, Hirse, Gerste, Bohnen, Linsen, Erdnüssen, Kartoffeln und Maniok zugelassen. Mit der Einführung dieser Nahrungsmittel wurden in den letzten Jahrzehnten die weltweiten Erträge um das Dreifache gesteigert. Kindersterblichkeit und Mangelernährungsraten sanken drastisch. Das ist die eine Seite der Medaille. Die andere ist jedoch weniger erfreulich, wo viel Licht, da bekanntlich auch viel Schatten: Aufgrund der Intensivierung des Anbaus entstanden durch den erhöhten Pestizideinsatz massive Umweltschäden. Große Grundwassermengen wurden zur Bewässerung gebraucht, es kam

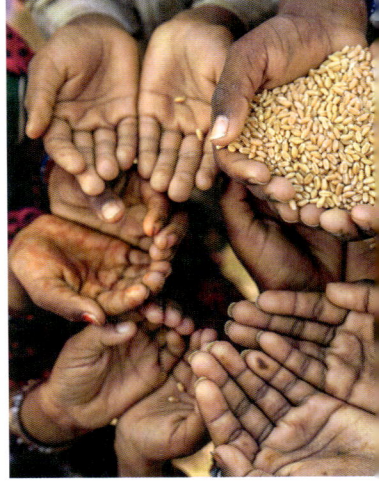

Hochleistungsgetreide zur Bekämpfung des Welthungers

> Hochertragsgetreide hat dazu beigetragen, Kindersterblichkeit und Mangelernährung zu senken. Gleichzeitig entstanden dabei aber massive Umweltschäden und die Artenvielfalt wurde drastisch dezimiert.

zur Versalzung der Böden und Einschränkung der Artenvielfalt durch Verdrängung ursprünglicher Pflanzen. Das Problem des Welthungers konnte die Grüne Revolution dann doch nicht gänzlich lösen, denn abgesehen davon, dass die Weltbevölkerung exponentiell wächst, scheiterte der Anbau von Hochertragssorten etwa in Afrika unter anderem am Wassermangel und am politischen Umfeld. Und für einige asiatische Länder stellte sich die Finanzierung von Saatgut und Düngemittel als unerschwinglich dar.

Was weltweit geblieben ist, ist der großflächige Einsatz von hochgezüchteten Getreide, allen voran Weizen. Durch die Verwendung von Hochleistungssorten in Kombination mit Kunstdünger und Pflanzenschutzmitteln konnten die Erträge in großem Ausmaß gesteigert werden. Der Hochleistungsweizen Triticum aestivum ist vielfältig zu verwenden: Aus den Samenkörnern können die unterschiedlichsten Mehlqualitäten sowohl für Brot als auch für Feinbackwaren gewonnen werden. Demgegenüber bringen Urweizenformen wie Emmer, Einkorn und Dinkel viel geringere Erträge bei wesentlich mehr Arbeitsaufwand, daher sind diese alten Getreidearten für den konventionellen Anbau nicht so interessant. Hinzu kommt noch der Mehraufwand für die notwendige Entspelzung des Getreides. Heute mehren sich Zweifel, ob unser Darm die Hochleistungssorten genauso gut verarbeiten kann wie die alten Sorten. Unverträglichkeiten, Allergien und eine Reihe an Stoffwechselstörungen werden mit einer Reaktion auf die veränderten Sorten in Verbindung gebracht. Da bei der Züchtung gerade die Zusammensetzung des Glutens, also des Klebereiweiß-Anteils im Weizen, stark verändert wurde, ist ein Zusammenhang mit der zunehmenden Glutenunverträglichkeit durchaus naheliegend.

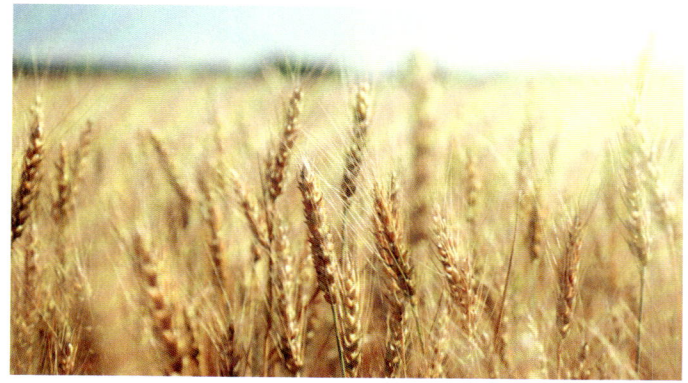

Weizen ist in aller Munde.

Die alten Weizensorten Einkorn, Emmer, Dinkel

Wer also seinen Weizenkonsum einschränken, auf Brot, Nudeln & Co aber nicht zur Gänze verzichten möchte, ist gut beraten, sich an alte Sorten zu halten. Einkorn, Emmer und Dinkel sind Urformen des Weizens, diese Urgetreidesorten sind recht anspruchslos, was Boden und Klima betrifft, und werden heute von Bio-Bauern wiederentdeckt.

Einkorn hat einen charakteristischen, cremig-nussigen Geschmack. Eine seiner ernährungsphysiologischen Besonderheiten ist u. a. ein sehr hoher Anteil an Lutein, einem Carotinoid, das immunstärkend und krebsvorbeugend wirkt und besonders wichtig und gesund für unsere Sehkraft ist. Als Einkornreis kommt das Urgetreide unter anderem auch für Aufläufe und Laibchen zum Einsatz. Für die Herstellung von Palatschinken und Kuchen ist das Getreide ebenfalls passend.

Emmermehl ist geeignet für Mürbteig, Nudeln, Brot und Gebäck. Emmer enthält viel Zink, Eisen und Kupfer, ist eiweißreich und hat einen hohen Gehalt an essenziellen Aminosäuren.

Der **Dinkel** hat erst in den letzten Jahrzehnten wieder an Bedeutung gewonnen. Grund dafür ist die Verbreitung der Lehren der Hildegard von Bingen, einer heilkundigen Äbtissin des 12. Jahrhunderts. Das Getreide hat einen hohen Eiweißanteil, enthält wertvolle komplexe Kohlenhydrate, Ballaststoffe, Vitamine und Spurenelemente, besonders Magnesium. Laut Hildegard von Bingen „macht es rechtes Fleisch und Blut und macht die Sinne froh". Auch durch die Zusammensetzung seiner Fettsäuren ist der Dinkel ein besonders wertvolles Getreide.

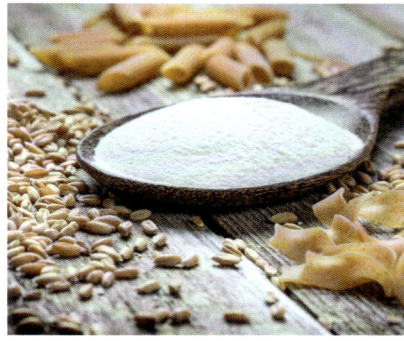

Dinkel: das Lieblingsgetreide der heiligen Hildegard

Roggen und Waldstaude

Zur Getreidevielfalt zählt auch der **Roggen**. Ein besonderes ernährungsphysiologisches Merkmal des Roggens sind die enthaltenen Pentosane. Das sind Schleimstoffe mit einer hohen Wasserbindekraft, die unter anderem für die Teigbindung eine wichtige Rolle spielen. Sie sind der Herzgesundheit zuträglich und spielen sogar in der Krebsprävention eine Rolle.

Mit seinem bemerkenswerten Mineralstoff- und Vitamingehalt kann die häufig auch als „Urroggen" bezeichnete **Waldstaude** ebenfalls gesundheitlich punkten und als Alternative zu hochgezüchteten modernen Getreidesorten empfohlen werden.

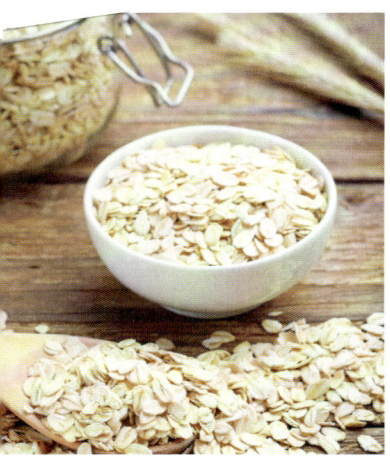

Haferflocken dürfen in keiner gesunden Küche fehlen.

Die Redewendung „Es sticht mich der Hafer" kommt nicht von ungefähr – der Volksmund wusste bereits, dass Hafer einen besonderen Energieschub verleihen kann.

Hafer

Porridge, Overnight Oats und Hafermilch erobern dieser Tage hippe Frühstückslokale und heimische Familienküchen – und das zu Recht, denn der Hafer hat eine Menge zu bieten.

Hafer, lateinisch Avena sativa, ist besonders ballaststoff-, eiweiß- und fettreich und zeichnet sich durch einen hohen Gehalt an Vitaminen, Spurenelementen und ungesättigten Fettsäuren aus. Die enthaltenen Schleimstoffe sind vor allem für die Schleimhäute von Magen und Darm eine Wohltat. Haferflockensuppe gilt seit jeher als bewährtes Hausmittel bei Magen- und Darmerkrankungen. Das Getreide liefert außerdem viele wichtige Vitamine und Mineralstoffe, unter anderem eine Reihe an B-Vitaminen, Magnesium, Eisen, Phosphor, Kupfer, Zink, Mangan und Biotin.

Die enthaltenen Beta-Glucane, die auch in der Gerste reichlich zu finden sind, sind besonders gesund: Sie senken nachweislich den Cholesterinspiegel und weisen ebenso eine blutzuckersenkende Wirkung auf. Da die Beta-Glucane für eine längere Verweildauer des Nahrungsbreis im Magen sorgen, machen Hafergerichte auch so lange satt. Daher können regelmäßige Mahlzeiten mit Hafer sich auch positiv auf das Gewichtmanagement auswirken.

In Form von Haferflocken kann man das wertvolle Getreide einfach und schnell für Speisen nutzen. Für Suppen und Breie oder als Bindemittel für Laibchen und Saucen kann Hafer unkompliziert verwendet werden. Damit hat er auch bei Menschen, die herkömmliche Mehle wie Weizen- oder Dinkelmehl aufgrund des hohen Glutengehaltes meiden, häufig einen fixen Platz am Speiseplan.

Aus Sicht der Traditionellen Chinesischen Medizin hat Hafer eine wärmende und energiehebende Wirkung und kann daher besonders in kalten und müden Zeiten empfohlen werden. Vor allem für Menschen, die mit Kälte-Symptomatik zu tun haben, ist Hafer ein empfehlenswertes Lebensmittel.

Gerste

Die Gerste, lateinisch Hordeum vulgare, ist eines der ältesten Getreide. Die Haupt-Herkunftsgebiete sollen im Vorderen Orient und in Ostafrika liegen. Mit Mais, Reis und Weizen zählt sie zu den vier wichtigsten Nahrungs- und Futterpflanzen der Welt.

Nacktgerste kann gut gekeimt werden oder als Gerstenflocken und Gerstenschrot in Frischkornbreien verwendet werden. Beim Brotbacken ist die Gerste auf die Mischung mit anderen Getreidesorten wie zum Beispiel Einkorn, Emmer, Dinkel oder Weizen angewiesen, da der Glutengehalt vergleichsweise niedrig ist. Besonders erwähnenswert ist ihr hoher Gehalt an Beta-Glucanen (siehe dazu S. 57/Beta-Glucane).

Gekochte Gerste wird in England seit langem als Heiltrunk verwendet. Sogar das britische Königshaus schwört darauf! Die gesundheitsfördernden Wirkungen sind vielfältig: So trinkt man das Kraftgetränk, um Nerven, Haut und Haare zu stärken, bei Magen-Darm-Erkrankungen und gegen Asthma.

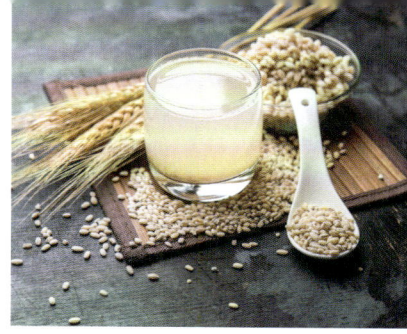

Der Heiltrunk der britischen Queen wird aus Gerste gemacht.

Glutenfreie Getreide

Nicht zuletzt aufgrund des hohen Weizenkonsums vermutet man die Zunahme der Glutenunverträglichkeit in der Bevölkerung. In der Zwischenzeit streichen viele ernährungsbewusste Menschen glutenhaltige Getreide aus ihren Speiseplänen und halten sich an glutenfreie Getreide wie zum Beispiel an die folgenden Alternativen.

Hirse

Die Hirse, lateinisch Panicum miliaceum, auch Goldhirse genannt, ist ein besonders wertvolles und nährstoffreiches Lebensmittel, das mit einem hohen Mineralstoffgehalt punkten kann und zu den basenbildenden Getreidesorten zählt. Vor allem ihr Gehalt an Kieselsäure, die Haare, Nägel und Bindegewebe festigt, ist sehenswert. Aber auch ihr Eisengehalt sticht hervor und wirkt unterstützend beim Blutaufbau. Das süß schmeckende Getreide stärkt Magen und Verdauung. Ob als süßer Hirsebrei zum Frühstück oder als pikante Hirselaibchen, Hirse gilt in der TCM als ein hervorragendes Lebensmittel, um dem Körper natürliche Süße zuzuführen.

Reis

Der Reis, lateinisch Oryza sativa, hat seine Wiege in Asien – dort ist er das wichtigste Lebensmittel überhaupt. Es stehen die unterschiedlichsten Reisarten und -formen für eine weizen- bzw. glutenfreie Küche zur Verfügung. Auch Reisnudeln, Reisflocken, Reisschrot und Reismehl sind im Handel erhältlich.

Reis ist grundsätzlich eines der wertvollsten Getreide und in einer gesunden Küche ein sehr wesentlicher Bestandteil. Urgeschälter Naturreis enthält in seinem Silberhäutchen und im Keim u. a. die Vitamine B_1, B_2 sowie Niacin und Eisen.

In China werden sogenannte Reiscongees (neun Teile Waser werden mit einem Teil Reis einige Stunden gekocht) bereits zum Frühstück gegessen. Diese „Reisschleimsuppe" schmeckt sehr süß, da die Stärke aus dem Getreide völlig herausgekocht wird.

Mais

Bei der Auswahl von Mais und Maisprodukten ist unbedingt auf die Qualität zu achten. Gentechnikfreier Mais und Bio-Produkte von lokalen Bauern sind generell zu empfehlen.

Die Rezeptideen für eine gluten- und weizenfreie Küche mit Mais sind zahlreich: Pikante oder süße Maisbreie wie Polenta, Maisaufläufe, -suppen und -saucen oder im Ganzen gegrillte, gedämpfte oder gekochte Maiskolben mit schmackhaften Saucen, gegarte Maiskörner im Salat oder als Zutat für Eintöpfe wie das klassische Chili con Carne – das ausgesprochen süße Getreide ist in der Küche vielfältig einsetzbar. Mais enthält Kalium, Kalzium, Zink, Magnesium, Kieselsäure, Eisen, Selen, B-Vitamine sowie Carotinoide.

Buchweizen

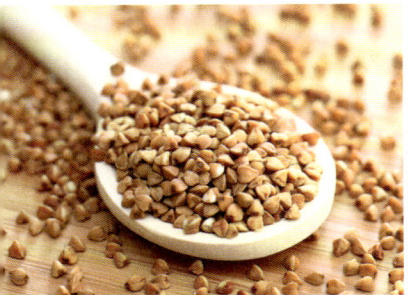

Buchweizen – ein Getreide mit hohem Gesundheitswert

Der Buchweizen wurde 1999 in Deutschland aufgrund seines hohen Gesundheitswertes zur Arzneipflanze des Jahres gewählt.

Er ist reich an Eiweiß und Aminosäuren und gilt als blutzucker- und blutdrucksenkend. Aufgrund seines hohen Rutingehalts hilft er, Krampfadern vorzubeugen und den Cholesterinspiegel zu regulieren. Auch Gehirn und Leber profitieren von seinen Inhaltsstoffen. Verarbeiten lässt sich Buchweizen zu Suppen, Aufläufen, Knödeln und Süßspeisen.

Vollwert

Wie der Name bereits zum Ausdruck bringt, ist ein vollwertiges Getreide mit wesentlich mehr gesunden und für unseren Körper brauchbaren Inhaltsstoffen ausgerüstet als industriell verarbeitetes Auszugsmehl. Das volle Getreidekorn besteht aus dem wertvollen Keimling, dem Mehlkörper, der Aleuronschicht, der Samenschale, der Fruchtschale und der Kleie. Je nach Sorte sind in den verschiedenen Schichten unterschiedliche Inhaltsstoffe vorhanden. Hohe Mengen an Mineralstoffen, Vitaminen, essenziellen Aminosäuren, Enzymen und sekundären Pflanzenstoffen sorgen für einen wertvollen und natürlichen Cocktail. Beim ausgemahlenen Mehl sind viele dieser wertvollen Bestandteile nicht mehr vorhanden.

5.

Her mit dem guten Fett!

Damit wir gut genährt sind und unser Körper nicht mit Heißhungerattacken auf Nährstoffdefizite aufmerksam machen muss, ist auch eine ausreichende Versorgung mit gesunden Fetten unabdingbar. Die sogenannten „guten Fette" stellen generell die Basis für einen funktionierenden Stoffwechsel dar und brauchen einen fixen Platz auf dem Speiseplan – gerade auch dann, wenn Süßes gefragt ist, fallen sie doch geschmacklich oft in diese Kategorie.

Her mit dem guten Fett!

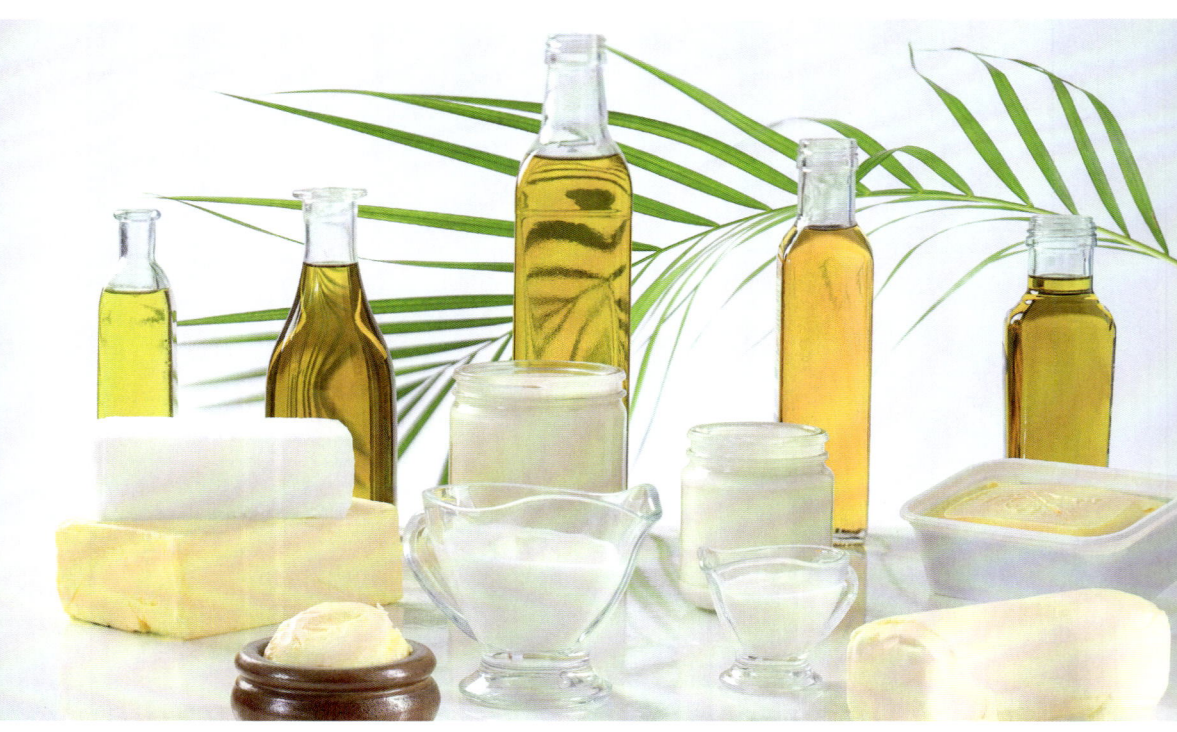

Gutes Fett ist wichtig für eine gesunde Ernährung.

Fette sind lebensnotwendig, wir benötigen sie für die Aufnahme fettlöslicher Vitamine ebenso wie für eine Vielzahl an Stoffwechselvorgängen. Gehirn, Nerven und Zellen sind auf die regelmäßige Zufuhr von guten Fetten angewiesen, ebenso unser Herz-Kreislauf-System.

Die geläufige Einteilung, nach der gesättigte Fettsäuren, wie sie in Butter, Kokosöl oder Schmalz vorkommen, „böse" Fette sind und ungesättigte Fettsäuren, wie sie in Olivenöl, Leinöl oder Walnussöl enthalten sind, „gute" Fette, greift jedoch zu kurz. Auch über die Einteilung in ungesunde tierische und gesunde pflanzliche Fette kann man streiten. Im indischen Ayurveda, dem ältesten ganzheitlichen Gesundheitssystem der Welt, wird beispielsweise Butterschmalz als wahres Lebenselixier erachtet. Auch kaltgepresstem Kokosfett (reich an gesättigten Fettsäuren) wird mittlerweile aufgrund seiner gesundheitlichen Besonderheiten ein sehr gutes Zeugnis ausgestellt. Und, dass Fischfett reich an gesunden Omega-3-Fettsäuren ist, weiß heute jedes Kind. Ganz so einfach ist diese Einteilung also wohl doch nicht.

Qualität statt Quantität

Dennoch kann ein Zuviel an tierischen Fetten schaden. Auf die Dosis zu achten und es mit dem Fettkonsum nicht zu übertreiben, ist also durchaus ein brauchbarer Rat. Allerdings kommt es auch ganz entscheidend auf weitere Faktoren an – zum Beispiel darauf, ob das Produkt aus artgerechter oder aus Massentierhaltung stammt. Wenig überraschend schneiden Bio-Produkte oder Produkte vergleichbarer Qualität aus artgerechter Tierhaltung wesentlich besser ab, was den Gesundheitswert ihrer Fette betrifft. Unsere Empfehlung lautet daher: Hochwertiges tierisches Fett in Maßen genießen, Butter oder billiges Schmalz aus Massentierhaltung unbedingt meiden. Qualität statt Quantität, heißt es aber auch bei den hochgelobten Pflanzenölen wie Olivenöl oder Leinöl. Denn, wie gesund das Öl wirklich ist, hängt von vielen Faktoren ab.

Profitorientierte Großindustrie und exquisite Spezialitäten

Für die (groß-)industrielle Herstellung von – oft wenig wertvollen – Ölprodukten werden besonders Raps, Sonnenblumen, Soja und Ölpalmen im großen Stil industriell kultiviert und zu Fetten bzw. Ölen verarbeitet. Häufig geht es hier um Gewinnmaximierung und weniger um den gesundheitlichen Mehrwert. Hochwertige Spezialitäten wie Mohn, Sesam, Kürbiskerne, Chia- und Hanfsamen sowie eine ganze Reihe von Nüssen werden hingegen im kleineren Stil zu exquisiten Spezialitäten verarbeitet und punkten dann auch gesundheitlich. Mit welcher Qualität wir es zu tun haben, hängt nicht nur vom Grundprodukt ab, sondern auch von der Art und Weise seiner Weiterverarbeitung.

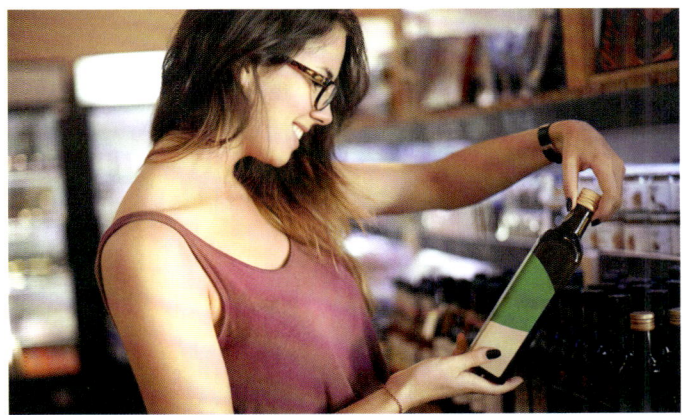

Gerade beim Olivenöl gibt es große Qualitätsunterschiede.

Besonders deutlich werden die Qualitätsunterschiede beim Olivenöl. Hier reicht die Bandbreite vom billigen Gammelöl bis zur hochwertigen Delikatesse bester Güteklasse. Der Gehalt an Antioxidantien, Polyphenolen und allerhand anderen gesundheitsfördernden Bestandteilen eines guten Olivenöls hängt, wie sein Geschmack, vor allem vom richtigen Erntezeitpunkt und einer raschen und sauberen Verarbeitung der Früchte ab. Großindustriell in riesigen Mengen hergestelltes Olivenöl wird diesen Ansprüchen oft leider nicht gerecht.

Welches Fett wofür?

Ebenfalls entscheidend ist, für welchen Verwendungszweck ein Öl vorgesehen ist. Zum Marinieren eines Salates bedarf es mitunter anderer Eigenschaften als zum Frittieren und Braten.

Die „ach so ungesunden" gesättigten Fettsäuren beispielsweise, wie sie in Kokosöl, Butter oder Schmalz enthalten sind, verhalten sich beim Braten und Frittieren sogar wesentlich stabiler als ihre ungesättigten Pendants.

Dass man mit Olivenöl nicht braten oder frittieren soll, ist übrigens ein Mythos, der sich hartnäckig hält. Dabei muss nur darauf geachtet werden, den Rauchpunkt von 180 Grad Celsius nicht zu überschreiten. Hält man sich daran, ist Olivenöl sogar eines der gesündesten Fette zum Braten – das bestätigen heute auch namhafte ernährungswissenschaftliche Einrichtungen.

Vorsicht vor industriellen, gehärteten Fetten

Dass sogenannte Transfette schädlich sind, ist eine Tatsache, über die sich die Fachwelt einig ist. Sie entstehen als Nebenprodukt, wenn Pflanzenöle industriell gehärtet werden und kommen vor allem in industriell gefertigten Produkten wie Fastfood und Knabbergebäck, billigem Frittierfett sowie diversen Fertiggerichten vor. Transfette schädigen unser Herz-Kreislauf-System und sind für eine Reihe von klassischen Zivilisationskrankheiten wie Bluthochdruck, Diabetes und Übergewicht mitverantwortlich. Also, Finger weg von Fastfood, Industriefutter & Co! Und zugreifen bei hochwertigen Pflanzenölen wie Hanfsamenöl, Walnussöl oder Olivenöl extra vergine. Hin und wieder darf es auch hochwertiges Kokosfett, Butter oder Butterschmalz sein – am besten aus biologischer Landwirtschaft.

> Finger weg von industriell stark verarbeiteten Fetten und Ölen, wie billigem Frittierfett und vielen anderen Fertigprodukten, sie sind gesundheitlich äußerst bedenklich!

6.

Verdauungskraft aus ganzheitlicher Sicht

In vielen traditionellen und ganzheitlichen Gesundheitssystemen wie der Traditionellen Chinesischen Medizin, dem indischen Ayurveda oder den Lehren der Äbtissin Hildegard von Bingen erkannte man schon vor Jahrhunderten die zentrale Rolle unseres Verdauungssystems für die Gesamtgesundheit unseres Körpers. Gerade der Umgang mit dem süßen Geschmack spielt dabei eine nicht unwesentliche Rolle.

Verdauungskraft aus ganzheitlicher Sicht

Vielleicht ist es Ihnen schon aufgefallen: Es gibt eine Vielzahl an sehr unterschiedlichen Ernährungsempfehlungen. Der eine schwört auf eine Richtung, die beim anderen vielleicht gar nicht funktioniert, und umgekehrt … Ganzheitliche Systeme hingegen beziehen Unterschiede gewöhnlich mit ein. Konstitution, Alter, Geschlecht, berufliche Realitäten, Jahreszeit, geografische Lage, seelische und geistige Komponenten – all dies sind wesentliche Informationen, die beim „Herausfinden" der richtigen Ernährung eine wichtige Rolle spielen. Das macht die Sache zwar nicht einfacher, dafür ist es mit diesem Ansatz meist besser möglich, vor allem chronische Beschwerden langfristig in den Griff zu bekommen – zum dem Beispiel den ständigen Heißhunger auf Süßes, das Übergewicht und andere Dysbalancen.

Hilfreiches aus der Traditionellen Chinesischen Medizin

Aus Sicht der Traditionellen Chinesischen Medizin (TCM) ist die Nahrungsaufnahme etwas Zentrales, die dafür notwendigen Organe werden deshalb auch als „Mitte" bezeichnet. Die „Mitte" besteht aus Milz und Magen und wird als einer der fünf sogenannten „Funktionskreise" verstanden. Jedem Funktionskreis wird eines der fünf Elemente (Erde, Feuer, Wasser, Holz und Metall) und einer der fünf Geschmäcker (süß, bitter, salzig, sauer und scharf) zugeordnet. Wenn wir uns also mit dem süßen Geschmack beschäftigen, sollten wir den Fokus auf das Element Erde und den Funktionskreis Milz und Magen richten.

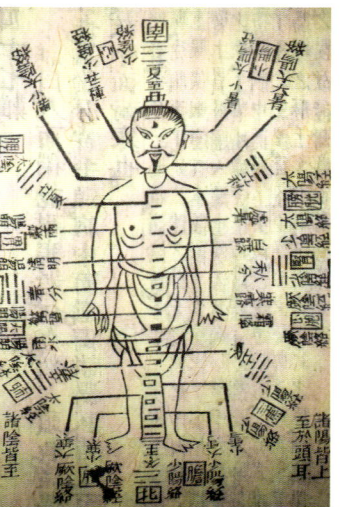

In der TCM spielt unsere Ernährung eine zentrale Rolle.

Nahrung aufnehmen und Feuchtigkeit umwandeln

Damit wir aus den zugeführten Lebensmitteln und Speisen die nötige Energie gewinnen und umsetzen können, ist laut TCM eine starke und gesunde „Mitte" erforderlich. Qi – also Lebensenergie – und Blut können dann aus der Nahrung gewonnen werden und Körper und Geist werden ausreichend versorgt. Neben der Energiegewinnung stellt die Umwandlung von Feuchtigkeit eine wichtige Basis für einen funktionierenden Stoffwechsel dar. Kann die durch Nahrung oder äußere Einflüsse entstandene Feuchtigkeit von einer kräftigen „Mitte" nicht ausreichend transformiert werden, entstehen Schlacken – in der chinesischen Medizin auch „Schleim" genannt –, die den natürlichen

Energiefluss blockieren. Dies kann zu massiven Störungen des Wohlbefindens und in weiterer Folge zu Krankheiten führen. Übergewicht, Cellulite und Verdauungsstörungen sind häufig erste Anzeichen für eine schwache Mitte.

Warme und wärmende Nahrung

Die chinesische Diätetik empfiehlt in den meisten Fällen, dem Körper größtenteils warme bzw. gekochte Nahrung zuzuführen. Zudem werden Lebensmitteln kühlende bzw. wärmende Eigenschaften zugeordnet. Ein Übermaß an kalten und ungekochten Mahlzeiten sowie Lebensmittel mit kaltem Temperaturverhalten (z. B. Joghurt, Mineralwasser, Salate, Rohkost, Obst, Fruchtsäfte, eisgekühlte Getränke etc.) schwächen laut dieser ganzheitlichen Betrachtungsweise unsere Verdauung sowie unseren Stoffwechsel und kühlen den Körper insgesamt ab. Verdauungsprobleme, Blähungen und Wassereinlagerungen sind nicht selten die Folge.

Der gesunde süße Geschmack

Der süße Geschmack ist jene Geschmacksrichtung, die einer gesunden Mitte zugeordnet wird und die die zentralen Systeme der Nahrungsaufnahme stärkt. Auch hier sprechen wir, wie schon im Kapitel über evolutionäre Prägungen, von der natürlichen Süße wie sie zum Beispiel in Karotten, Pastinaken, Hirse, Kürbis, Rindfleisch, Kalbfleisch, Roten Beten (Roten Rüben), Trockenfrüchten, Fenchel, Mais, Ei, Butter, Milch, Äpfeln, Birnen, Vanille, Süßreis, Honig, Nüssen, Esskastanien (Maroni) und Malz enthalten ist. Der süße Geschmack gilt in der TCM als nährend, entspannend, harmonisierend und befeuchtend. Vor allem der befeuchtenden Komponente gilt es besondere Aufmerksamkeit zu schenken, wenn wir mit Wasseransammlungen, Ödemen, Durchfall und Übergewicht zu kämpfen haben. Zu viel des Guten macht hier nämlich gravierende Probleme.

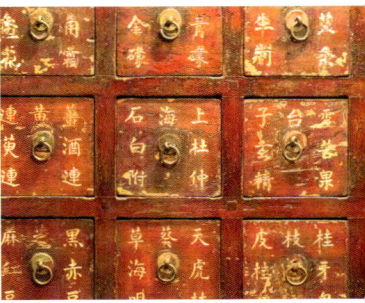

Die TCM verschreibt Nahrung als Medizin.

Heißhunger auf Zucker & Süßes

Ein ständiger Heißhunger auf Zucker und Schokolade zeigt laut TCM eine schwache Mitte und damit den Wunsch des Körpers nach Süßem an. Wesentlich ist in dieser Situation, die „richtige" Süße im richtigen Ausmaß zu essen. Weißer Industriezucker schwächt den Organismus und im Speziellen unsere Verdauungskraft. Wenn wir diesem Heißhunger nicht mit Zucker und Schokolade, sondern mit einer regelmäßigen, gekochten und ausgewogenen Ernährung sowie ausreichend gesundem, natürlich süßem Geschmack begegnen, wird das Bedürfnis nach Zucker bald von selbst kleiner.

Schädigendes Essverhalten

Als schädigend für unsere Mitte können laut TCM unregelmäßiges Essen, häufige Diäten, kalte Speisen, verschleimende Nahrungsmittel und energetisch minderwertige Nahrung wie Tiefkühl- und Mikrowellenkost, Konserven und andere industriell hergestellte Lebensmittel angesehen werden.

Eine minderwertige Ernährung, z. B. mit viel Weißmehl und Industriezucker, schwächt unsere Mitte – das Verlangen nach Süßigkeiten steigt, ein fataler Teufelskreis entsteht.

Eine Ernährung, die dem natürlichen Lauf der Jahreszeiten widerspricht, schadet ebenfalls unserem Organismus und unserer Verdauung. Im Winter bei Minusgraden tropische Früchte zu konsumieren, kühlt den Körper und das Verdauungsfeuer ab und lässt unser System Schwerstarbeit leisten, um Energie für die täglichen Anforderungen zu erhalten. Durchfall, Verdauungsträgheit, Blähungen und unverdaute Nahrungsreste im Stuhl sind häufig Anzeichen dafür, dass unsere Nahrung zu kalt oder zu kühlend ist und unsere Verdauung nicht imstande, das Zugeführte entsprechend zu verwerten.

> Eine regelmäßige Aufnahme von hochwertigem, warmem und gekochtem Essen sowie von natürlich süßen Lebensmitteln stärkt unsere Verdauungskraft und stellt die Basis für eine gute Gesundheit dar.

Zucker in der TCM

Zucker wird und wurde in der Traditionellen Chinesischen Medizin aufgrund seiner Wirkweise auch gezielt therapeutisch zum Einsatz gebracht. Dabei ist wie bei jeder Medizin die richtige Dosis von zentraler Bedeutung.

Dem braunen Zucker wird eine Wirkung auf die Funktionskreise Milz, Magen und Leber nachgesagt, der weiße Zucker gilt zusätzlich als befeuchtend für die Lunge. Zucker kann demnach Blut dynamisieren und harmonisieren, Stauungen lösen und akute Schmerzen lindern. Daraus ergeben sich medizinische Indikationen wie Bauchschmerzen, Brechreiz, Regelstörungen, schmerzhafte Regelblutung oder Durchfall. Weißer Zucker wird zur Therapie von trockenem Husten, Magenproblemen und nach übermäßigem Alkoholkonsum verordnet.

Warnungen vor Zucker gibt es schon lange: Bei allen Erkrankungen, die mit Feuchtigkeit, Schleim und sogenannter „feuchter Hitze" einhergehen, wird von jeglicher Zuckerzufuhr bereits in frühen Werken abgeraten. Auf die zahnschädigende Wirkung wird in einem Standardwerk bereits um 704 n. Chr. hingewiesen. Zudem wird der Zuckerkonsum für die Schädigung des Yin, für Magenprobleme sowie für das Hervorbringen von Parasiten verantwortlich gemacht.

Quelle: Chinesische Diätetik, Ute Engelhardt, Carl Hermann Hempen, S. 22 ff, S. 348 ff

7.

Gesundheitszentrale Darm

In den letzten Jahren rückt auch in der modernen Medizin die umfassende Bedeutung der Darmgesundheit immer mehr ins Zentrum des Interesses – und das zu Recht. Gerade bei der Auseinandersetzung mit dem Thema Zucker darf der Blick auf dieses wichtige Verdauungsorgan und die nicht minder wichtige Riesenschar seiner Bewohner keinesfalls fehlen.

Gesundheitszentrale Darm

Ob wir uns dem Thema aus Sicht alter traditioneller Gesundheitssysteme wie der TCM oder aus moderner wissenschaftlicher Sicht nähern, rasch steht fest: Eine gesunde Verdauung stellt die Basis für einen gesunden Menschen dar.

Am Anfang war der Darm

Bereits vor bzw. während der Geburt eines Babys werden wesentliche Weichen gestellt, die die spätere Gesundheit in vielerlei Hinsicht maßgeblich beeinflussen können. Neben der geschmacklichen Prägung über die zugeführte Nahrung in der Schwangerschaft hat die Darmgesundheit der Eltern, im Speziellen der Mutter, bereits ab der Geburt einen großen Einfluss auf das Kind.

Der Geburtsprozess stellt nämlich eine erste Schlüsselsituation dar: Durch den natürlichen Geburtsvorgang kommt das Baby mit den Bakterien der Mutter in Kontakt, und das gilt als Startschuss für die Besiedelung des noch sterilen Darmes des Kindes. Kommen Kinder mittels Kaiserschnittes zur Welt (das sind in westlichen Industrieländern bereits rund ein Drittel aller Geburten!), fehlen hier bereits die ersten Impulse für die Ausprägung einer gesunden Darmflora. Diese Kinder brauchen wesentlich länger, um ein robustes Immunsystem aufbauen zu können. Kaiserschnittbabys haben daher ein erhöhtes Risiko, an Asthma, Allergien oder einer durch Krankenhauskeime ausgelösten Infektion zu erkranken.

Den nächsten massiven Einfluss auf die Entwicklung einer gesunden Darmflora hat die zugeführte Nahrung. Durch das Stillen wird der Darm weiter mit wertvollen Bakterien besiedelt. Fällt auch dieser Prozess aus, weil das Baby nur mit industriell hergestellter Fläschchennahrung gefüttert wird, ist der nächste gesundheitliche Nachteil verankert.

Wie wir später auf die verschiedenen Nahrungsmittel reagieren, ob wir ständig hungrig oder satt und zufrieden sind, ob wir zu Übergewicht und Diabetes neigen oder ob wir Lebensmittelunverträglichkeiten und Allergien ausbilden, hängt auch davon ab, wie gut unsere Darmgesundheit in den ersten Lebensjahren aufgebaut werden konnte.

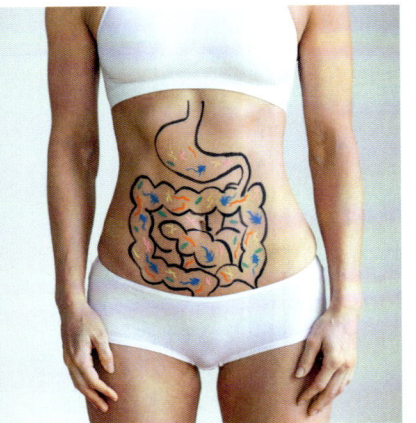

Gesundheitszentrale Darm

Die wundervolle Welt des Mikrobioms

In unserem Körper leben unzählige „gute" Bakterien, die wir brauchen, um gesund zu bleiben. Die meisten davon, nämlich 99 Prozent, findet man im Darm, viele tummeln sich aber auch auf der Haut, im Speichel, in den Schleimhäuten, im Magen, in der Scheidenflora, ja, sogar in der Lunge. Diese Vielfalt an Bakterien stellt so etwas wie ein eigenes Ökosystem dar. Verschiedene Stämme und Arten sind für unterschiedlichste Dinge zuständig.

Unsere Darmbakterien wiegen durchschnittlich rund zwei Kilogramm. Sie bestehen aus zehnmal so vielen Zellen, als wir eigene Körperzellen haben. Insgesamt rechnet man mit rund 30.000 unterschiedlichen Bakterienarten, die im menschlichen Darm vermehrungsfähig und ansiedelungsfähig sind. In einem gesunden Menschen befinden sich rund 300 bis 400 verschiedene Bakterienstämme, wie man derzeit annimmt. Nur rund neun Prozent der bekannten Bakterienstämme kommen in allen Menschen vor. Die restlichen 91 Prozent sind individuell verschieden – jeder Mensch hat also sozusagen einen eigenen bakteriellen „Fingerabdruck". Da die wissenschaftliche Erforschung der Darmbakterien aber erst in den Kinderschuhen steckt, können sich diese Zahlen auch noch ändern.

Unser Darm ist das größte Organ, er hat rund 400 Quadratmeter Oberfläche – im Vergleich dazu wirkt unsere Haut mit nur zwei Quadratmetern wie ein Mini-Organ. Der Darm trennt jenen Bereich im Körper, wo Input von außen landet (Nahrung, Keime), vom sterilen Bauchraum. Im Darm wird aussortiert und alles, was langfristig nicht in uns bleiben soll, dazu veranlasst, den Körper auch wieder zu verlassen, ohne ins Körperinnere vorzudringen.

Die Aufgaben der Darmbakterien sind vielfältig, unter anderem haben sie eine sehr wichtige Funktion bei der Aufspaltung der Nahrung und zeichnen verantwortlich für wesentliche Stoffwechselprozesse. Sie reinigen die Darmzotten und produzieren lebensnotwendige Vitamine wie Vitamin K, Folsäure und Vitamin B_{12} sowie kurzkettige Fettsäuren. Von großer Bedeutung ist auch, dass sie die Barrierefunktion des Darmes aufrechterhalten und die Ansiedelung ungebetener Gäste unterbinden. Zusätzlich spielen die Darmbakterien bei diversen Immunreaktionen eine Schlüsselrolle – sitzen doch rund 70 Prozent aller Immunzellen im Darm.

Wer kommt und wer geht?

Die Zusammensetzung unserer Darmbakterien wird durch viele Faktoren beeinflusst, beispielsweise durch unseren Lebensstil – also etwa davon, wie ausgewogen Stress und Entspannung sind, ob wir uns regelmäßig bewegen, ob wir Extremsport betreiben oder Yoga üben. Vor allem ist aber entscheidend, was wir essen und wie wir kochen. Unsere Ernährung hat einen enormen Einfluss auf die Art unserer Bakterienbevölkerung im Darm. Es spielt eine Rolle, ob wir zucker- bzw. kohlenhydratreich essen, ob wir viele oder wenige Ballaststoffe zu uns nehmen und ob wir unsere „guten" Bakterien mit ihren Lieblingsspeisen, den sogenannten Präbiotika, füttern. Wie viel Alkohol wir trinken und wie energie- und vitalstoffreich die Nahrungsmittel sind, die wir konsumieren, hat ebenfalls einen großen Einfluss darauf, welche Bakterien gerne bleiben und sich vermehren bzw. welche den für sie unwirtlichen Ort wieder verlassen. Aber auch hormonelle Veränderungen wie in der Schwangerschaft und Menopause sowie Stoffwechselstörungen wie Diabetes können die Darmflora verändern, ebenso Erkrankungen von Leber und Galle, Infektionen und die Einnahme von Medikamenten, vor allem von Antibiotika.

Die Barrierefunktion des Darms

Der Darm hat eine wichtige Barrierefunktion: Er soll einerseits wichtige Nährstoffe, die wir über Nahrung und Getränke konsumieren, aufnehmen, andererseits aber das Eindringen von Giftstoffen und negativen Keimen verhindern. Dazu gibt es in der Darmwand einen dichten Zellverband, dessen Zwischenräume von undurchlässigen Verbindungen, den „tight junctions", abgedichtet werden. Werden diese Verbindungen undicht, beginnen ernsthafte Probleme. Wenn nämlich unerwünschte Keime in den Körper eindringen, aktiviert das Darmimmunsystem einen Abwehrprozess – Entzündungen entstehen. Durch diese Entzündungsprozesse können die „tight junctions" weiter beeinträchtigt werden, was möglicherweise in einem fatalen Teufelskreis endet.

Gestörte Barrierefunktion als Grundlage für Allergien und Unverträglichkeiten

Zur Entstehung von Allergien und Unverträglichkeiten gibt es diverse Theorien und Erklärungen. Ein Ansatz macht eine gestörte Barrierefunktion des Darms dafür verantwortlich. Durch das Undichtwerden des Darms gelangen Antigene aus Nahrungsmitteln in den Körper und können bei Kindern schon früh Allergien und Unverträglichkeiten auslösen.

Das Leaky-Gut-Syndrom

Wenn die Barrierefunktion des Darms nicht mehr ausreichend funktioniert, kann es zum sogenannten Leaky-Gut-Syndrom kommen. „Leaky gut" heißt übersetzt „undichter Darm". Durch diesen gelangen Bakterien, Stoffwechselprodukte, Gifte und Nährstoffe über eine geschädigte Darmschleimhaut in den Organismus und dies kann zu unterschiedlichsten Beschwerden führen.

Als Verursacher des Leaky Gut Syndroms finden wir allerorts Hinweise, dass das Entstehen dieses Syndroms u. a. auf chronisch angewandte Ernährungsfehler zurückzuführen ist. Ein Zuviel an Zucker und weißen Weizenprodukten wird häufig als eine der Hauptursachen genannt. Weiters werden wiederholte Antibiotika-Einnahmen und Infektionskrankheiten dafür verantwortlich gemacht.

Häufige Symptome des Syndroms sind Durchfall, Blähungen und Verstopfung. Oft treten auch Gewichtsverlust, Ödeme, Blutungsneigung, Blutarmut, Krämpfe, Schwächezustände oder Ausbleiben der Regelblutung auf. Entzündungen vieler Art sind ebenfalls Symptome, die aus einem Leaky Gut Syndrom resultieren können u. a. Rheuma und Arthritis, Hauterkrankungen wie Akne oder Neurodermitis. Auch Migräne, Osteoporose und Asthma werden mit dieser Symptomatik in Zusammenhang gebracht.

Die Lieblingsspeisen unserer Darmbakterien

Um unsere „guten" Darmbakterien zum Bleiben zu animieren, sollten wir ihnen das Leben in unserem Darm so angenehm wie möglich gestalten. Eine der zielführendsten Methoden hierfür ist, ihnen regelmäßig ihre Lieblingsspeisen zu servieren.

Mit dem entsprechenden Nahrungsangebot können wir also tagtäglich Darmsanierung betreiben und zudem gute Alternativen zu einer mitunter zuckerlastigen Ernährungsweise finden. Neben ihren präbiotischen Eigenschaften weisen darmgesunde Lebensmittel auch jede Menge andere Vorteile auf. Für unsere stillen Mitbewohner sind zum Beispiel die im Folgenden vorgestellten Gemüsesorten ein wahres Festmahl.

Kohlgemüse

Die gesunden Kohlgemüse zählen zu den heilkräftigsten Lebensmitteln, die die Natur hervorgebracht hat. Sie gehören zur Familie der Kreuzblütengewächse, auch Brassicaceae

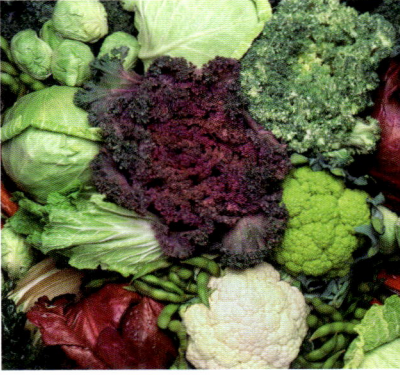

Heilsames Kohlgemüse

genannt, und stellen eine bunte Vielfalt dar: Grünkohl, Weißkohl (Weißkraut), Rotkohl (Rotkraut), Brokkoli, Kohlrüben, Blumenkohl (Karfiol), Rosenkohl (Kohlsprossen), Chinakohl, Senf, Rettich, Radieschen, Kren, Kresse und Wasabi. Neben dem scharfen und bitteren Geschmack mancher Kohlgewächse weisen diese Nährstoffbomben übrigens auch süßliche Geschmacksrichtungen auf.

Eine Vielzahl an Inhaltsstoffen ist für die Geschmacksvielfalt und die gesundheitsfördernde Wirkung der Brassicagewächse verantwortlich. So enthalten viele Kohlarten u. a. große Mengen an Vitamin C, Vitamin K, Chlorophyll, Kupfer und Kalzium. Schwefelhaltige Aromastoffe wie Senfölglykoside verleihen dem Kohl zudem eine antibakterielle Wirkung. Besonders gesund sind Kohlgewächse aber eben für Magen und Darm. So nähren sie die Laktobakterien im Darm und unterdrücken das Wachstum schädlicher Fäulnisbakterien. Versuche mit Brokkoli und anderen Kohlarten haben gezeigt, dass diese Gemüsesorten sogar das Wachstum von Krebszellen eindämmen sowie die Wirksamkeit einer Chemotherapie verbessern können. Ein häufiger Verzehr von Kohlgemüsen kann zum Beispiel das Risiko senken, an Darmkrebs zu erkranken. Die manchmal blähende Eigenschaft einiger Kohlgewächse kann übrigens durch die Zugabe von karminativen Gewürzen wie Kümmel, Fenchel, Ingwer oder Kurkuma gut und geschmackvoll abgemildert werden.

Eine besonders darmpflegende Form der Kohlgewächse ist das milchsauer vergorene **Sauerkraut.** Bei der Gärung wird ein Großteil der im Weißkohl (Weißkraut) enthaltenen Zucker in Milchsäure umgewandelt. Diese ist für unseren Darm eine wahre Wohltat. Sie wirkt desinfizierend und hemmt die Fäulnisbildung. Abgesehen von einem hohen Ballaststoffgehalt und darmpflegenden Milchsäurebakterien kann das Sauerkraut mit einer Reihe weiterer positiv wirkender Subtanzen aufwarten. Die Vitamine A, B_6, B_{12}, C, K, Folsäure und diverse Spurenelemente wie Kalium, Kalzium, Eisen, Zink und Phosphor machen es ebenso wie die bioaktiven Pflanzenstoffe der Flavonoide und Glukosinolate zur Gesundheitsbombe. Sauerkraut wirkt der Vermehrung von gesundheitsschädlichen Bakterien im Darm entgegen und begünstigt die Vermehrung der „guten" Bakterien. Auch Pfarrer Sebastian Kneipp wusste von der heilenden Wirkung des Sauerkrauts. Er empfahl jedem, der Probleme mit dem Darm und einer regelmäßigen Verdauung hatte, täglich 100 Gramm davon zu essen und diese Menge auf die Hälfte zu reduzieren, sobald sich die Verdauungstätigkeit normalisiert habe.

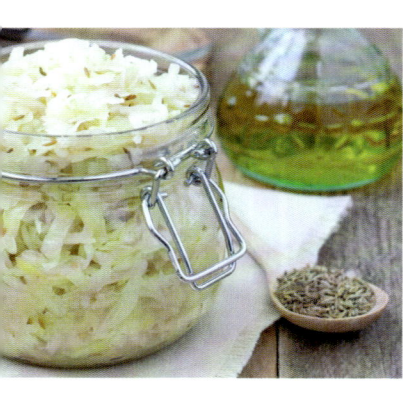

Sauerkraut ist eine Wohltat für unseren Darm.

Zwiebel- und Lauchgewächse

Eines der effizientesten Nahrungsmittel, um das Laktobakterienwachstum im Darm anzuregen, ist die Zwiebel. Der gesundheitliche Mehrwert ist enorm und wer keine Aversion gegen den Geschmack hat, sollte die süßlich-scharfe Knolle regelmäßig verzehren, um seine Darmflora zu pflegen.

Ein besonders wertvoller Inhaltsstoff der Zwiebel ist Quercetin, ein Polyphenol, das auch in Äpfeln, grünen Bohnen und Brokkoli reichlich enthalten ist. Quercetin gilt als Radikalfänger und Krebshemmer. Vor allem die Schalen der Zwiebel, im Speziellen deren äußere Schichten, enthalten eine Menge davon. Deshalb ist es ratsam, sie in Suppen auch mitzukochen. Eine sattgelbe Färbung sorgt dann als positiver Nebeneffekt zudem für die ästhetische Aufwertung Ihrer Suppe. Vor dem Verzehr werden die Schalen wieder entfernt.

Die Schwefelverbindungen der Zwiebel wirken stark antibakteriell und schützen Schleimhäute vor Infektionen. Reichlich Folsäure sorgt für gute Stimmung, Blutbildung und Zellgesundheit, Vitamin C und Eisen stärken Immunsystem und Blut, diverse Eiweißstoffe und Flavonoide senken Blutdruck und Blutfettspiegel.

In der chinesischen Küche und Ernährungslehre sind Frühlingszwiebeln ein omnipräsentes Gemüse. Sie werden bei Verstopfung, bakteriellem Durchfall, Magenschmerzen und Wurmbefall erfolgreich eingesetzt und sind in China – ähnlich wie Ingwer – nahezu täglich am Speiseplan.

Zu dieser aus östlicher und westlicher Sicht äußerst heilkräftigen Familie gehören auch Knoblauch, Lauch und Bärlauch. Rohe Lauchgewächse, insbesondere Zwiebeln, werden jedoch bei schwacher Verdauungskraft manchmal schlecht vertragen. In diesem Fall hilft es, statt roher Zwiebeln gedünstete zu verwenden.

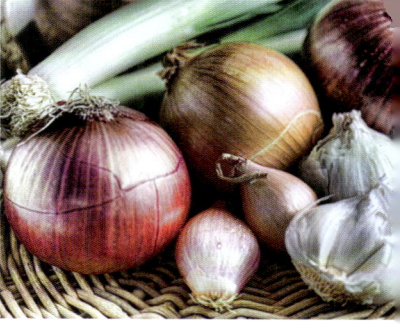

Lieblingsspeisen unserer Darmbakterien

Topinambur

Das auch Erdartischocke genannte Gemüse ist in Sachen Darmgesundheit ein wahrer Schatz. Die Wunderknolle enthält jede Menge unlösliche und lösliche Ballaststoffe. Inulin, Olgiofructose und Pektin sorgen u. a. dafür, dass die Topinambur unserer Verdauung so zuträglich ist. Da beim Verzehr von Inulin der Blutzuckerspiegel nicht ansteigt, ist das Gemüse auch für Diabetiker empfehlenswert. Zudem fördert die Topinambur die Vermehrung der gesunden Bifidusbakterien im Darm und gilt daher ebenfalls als präbiotisch wirksam.

Aufgrund der Kombination ihrer Inhaltsstoffe, der kalorien- und fettarmen Eigenschaften sowie der konzentrierten Ballaststoffe wird sie auch häufig als „Schlankmacherknolle" beworben. Wer also seinem Darm und seiner Figur Gutes tun möchte, sollte der Topinambur in seinem Speiseplan einen fixen Platz einräumen.

Bei einer akuten Candida-Pilz-Belastung ist allerdings Vorsicht geboten. Die Knolle nährt auch den Candida-Pilz und ist daher in diesem Fall nicht zu empfehlen. Der hohe Inulingehalt kann außerdem zu unangenehmen Blähungen führen – vor allem auch bei jenen, die eine ballaststoffreiche Nahrung noch nicht gewohnt sind.

Chicorée

Wie Topinambur und Zwiebel hat der Chicorée einen hohen Gehalt an Inulin und gehört ebenfalls zu den Leibgerichten unserer hilfreichen Darmbakterien. Das ballaststoffreiche Gemüse, das zur Art der Gemeinen Wegwarte gehört, zählt daher zu den Präbiotika. Die enthaltenen Bitterstoffe regen zudem den Stoffwechsel an und fördern unsere Verdauung somit in mehrfacher Hinsicht.

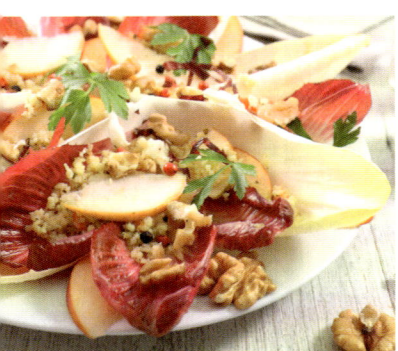

Chicorée: ein Festmahl für die Darmbakterien

Schwarzwurzel

Die Schwarzwurzel gilt, wie Topinambur, Kohl (Kraut) und Zwiebel, als Präbiotikum und enthält neben einer Menge an Vitaminen und Mineralstoffen ebenfalls das darmfreundliche Inulin, das auch von Diabetikern so geschätzt wird. Der leicht süßliche Geschmack nährt unsere Mitte und unsere natürliche Lust auf Süßes.

Da die Zubereitung etwas mühsam sein kann, wird die Wurzel in der Küche nicht mehr so häufig zum Einsatz gebracht – sie sondert, wenn man sie roh schält, einen milchigen Saft ab, der sich an der Luft rasch braun verfärbt. Kocht man sie mit Schale, lässt sie sich anschließend jedoch leicht schälen und zu köstlichen Speisen verarbeiten. Auch bereits gegarte und geschälte Ware im Glas ist heute erhältlich.

Artischocken

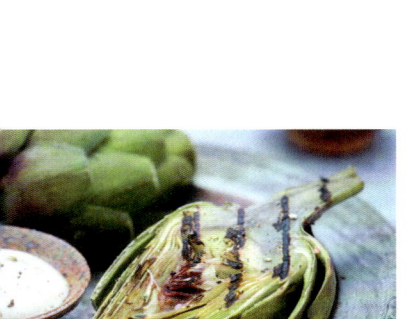

Artischocken sind nicht nur für uns Delikatessen.

Die Artischocke ist nicht nur ein wunderschönes und sehr delikates Gemüse, sie kann auch mit einer beeindruckenden Heilkraft aufwarten. Ihr Hauptbestandteil Cynarin wirkt besonders positiv auf Leber und Galle und hat dadurch einen wesentlichen Einfluss auf Stoffwechsel und Verdauung.

Beschwerden wie Übelkeit, Völlegefühl und Blähungen sind häufig auf eine Störung der Leber- und Gallenfunktionen zurückzuführen und können durch den Verzehr von Artischocken positiv beeinflusst werden. Artischocken wirken zudem entzündungshemmend, entwässernd, blutzuckerregulierend und cholesterinsenkend.

Zucker – eine Gefahr für den Darm

Immer häufiger werden Zuckerunverträglichkeiten auch als Ursache für Unwohlsein und Bauchschmerzen diagnostiziert. Es wird vermutet, dass 20 bis 40 Prozent der Reizdarmpatienten zusätzlich an einer Kohlenhydratunverträglichkeit leiden. Die Prävalenz hat im letzten Jahrzehnt stark zugenommen, die Zahl der noch nicht diagnostizierten Fälle wird von der Wissenschaft als hoch eingestuft. Viele Menschen leiden heute an einer Reihe entsprechender Unverträglichkeiten wie Fruktose- oder Laktoseintoleranz.

Die positive Kraft der Ballaststoffe

Wer seine Verdauung im Griff haben möchte, ist mit einer ballaststoffreichen Ernährung gut beraten. Ballaststoffe sind weitgehend unverdauliche Kohlenhydrate, die die Eigenschaft besitzen, stark aufzuquellen. Sie saugen wie ein Schwamm das im Darm befindliche Wasser auf und erhöhen so das Volumen des Darminhaltes. Auf diese Weise wird die Darmtätigkeit angeregt. Ballaststoffe wirken gleichsam als innerliche „Bürste", die auf sanfte Art Giftstoffe aus dem Darm hinausbefördert und beim Abtransport von Toxinen hilft. Durch das Aufquellen wird zudem Druck auf die Darmwände aufgebaut – was wie eine innerliche Massage wirkt.

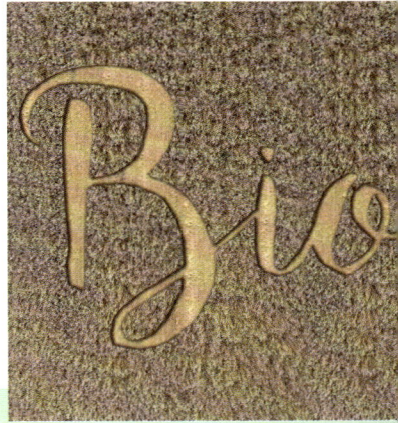

Auch hochgezüchteter Weizen wird als Bio-Getreide verkauft.

Achtung: Auch Vollkornweizen ist ballaststoffreich und wurde in den letzten Jahrzehnten stets als darmfreundlich propagiert. Nach heutigem Wissensstand über hochgezüchteten Weizen und stark glutenhaltiges Getreide ist diese Empfehlung allerdings mit Vorsicht zu genießen. Wir raten vielmehr, den Ballaststoffbedarf vorrangig mit Gemüse, frischem Obst sowie mit züchterisch wenig veränderten Getreidesorten sowie Pseudogetreiden, Hülsenfrüchten, Nüssen, Samen und Pilzen zu decken.

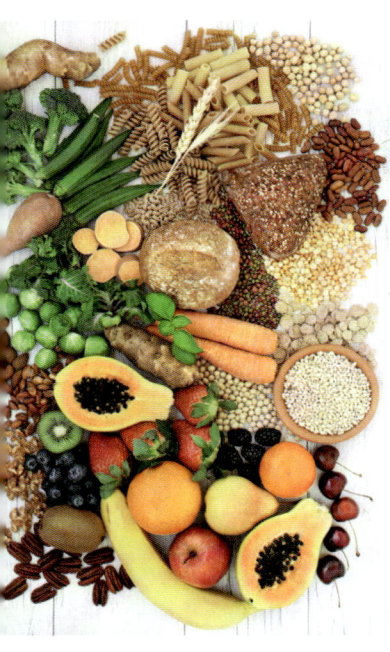

Ballaststoffreiche Nahrungsmittel

Vor allem Obst, Gemüse, Getreide und Hülsenfrüchte weisen reichlich Ballaststoffe auf – vollwertiges Getreide wesentlich mehr als Auszugsmehl und raffinierte Getreideprodukte wie weiße Nudeln oder Weißbrot.

Eine ballaststoffreiche Nahrung kann einer Vielzahl von ernährungsbedingten Stoffwechselerkrankungen entgegenwirken und Störungen wie Übergewicht, Darmträgheit, Verstopfung, Diabetes und Herz-Kreislauf-Erkrankungen verhindern. Zudem sorgt sie dafür, dass unser Hunger gestillt wird. Eine entsprechende Kost ist ein Garant dafür, dass wir nicht mehr essen, als wir an Energie benötigen. Somit schützen wir uns auch vor der Aufnahme überflüssiger Kalorien und in Folge vor zusätzlichen Kilos.

Bei der Umstellung auf eine ballaststoffreiche Ernährung ist jedoch darauf zu achten, den Körper nicht zu überfordern. Ein langsamer Übergang sorgt dafür, dass die „neue" Kost auch vertragen wird und sich Nebenwirkungen wie z. B. unangenehme Blähungen in Grenzen halten.

Damit Ballaststoffe ihre Aufgabe als Quellmaterial erfüllen können, ist eine ausreichende Flüssigkeitszufuhr von Bedeutung. Probleme wie Darmträgheit stehen häufig in Zusammenhang mit einer zu geringen Trinkmenge. Achten Sie also darauf, bei einer ballaststoffreichen Kost auch ausreichend zu trinken.

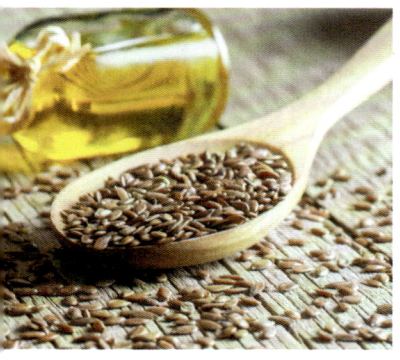

Leinsamen ist eine wertvolle Omega-3-Quelle.

Leinsamen: eine alternative Ballaststoffquelle

Den Samen des Flachses gibt es als braunen und goldenen Leinsamen, beide stammen von derselben Art, nämlich Linum usitatissimum, sind aber Varietäten. Ein enorm hoher Gehalt an Omega-3-Fettsäuren, Schleimstoffen, Lecithin, Lignanen und Vitaminen wie Folsäure verleiht beiden außerordentlich gesunde Eigenschaften. Goldleinsamen enthält mehr Linolsäure (Omega-6-Fettsäure) und weniger alpha-Linolsäure (Omega-3-Fettsäure) als braune Sorten.

Geschrotet wird Leinsamen, ebenso wie Flohsamen, als bewährtes Mittel bei Darmträgheit und Verstopfung verwendet. Die enthaltenen Schleimstoffe quellen in Kombination mit Wasser auf und helfen einer trägen Peristaltik auf die Sprünge. Das aus den Samen gepresste Leinöl ist ein überaus wertvolles Pflanzenöl, das eine Vielzahl an ungesättigten Fettsäuren enthält.

Wissenschaftliche Studien deuten darauf hin, dass mit einer regelmäßigen Leinsamenzufuhr das Brustkrebsrisiko gesenkt werden kann.

Besonders gesunde Ballaststoffe: die Beta-Glucane

Im Jahre 2017 wurde die Haferpflanze vom Studienkreis „Entwicklungsgeschichte der Arzneipflanzenkunde" der Universität Würzburg zur Heilpflanze des Jahres gekürt – und das aus gutem Grund: Neben Kohlenhydraten und Eiweiß, ungesättigten Fettsäuren, Zink, Eisen und den Vitaminen B_1 und B_6 enthält dieses Getreide viele Ballaststoffe – die Hälfte davon ist das sogenannte Beta-Glucan.

Beta-Glucan ist ein wahrer „Allrounder"

Dieser lösliche Ballaststoff beeinflusst den Blutzucker- und Cholesterinspiegel positiv, hat einen hohen Sättigungseffekt und kann somit zur Gewichtsabnahme und -stabilisierung beitragen. Außerdem beugt er Erkrankungen des Magen-Darm-Traktes und Herz-Kreislauf-Erkrankungen vor. Dies alles geschieht durch folgende Mechanismen: In Kombination mit Flüssigkeit, die aus der Nahrung aufgenommen wird, bildet Beta-Glucan ein zähflüssiges Gel. Dieses umschließt Nährstoffe und Nahrungsbestandteile und verlangsamt dadurch den Nährstoffabbau im Dünndarm und im Blut. Somit steigt der Blutzuckerspiegel nach einer Mahlzeit nicht so schnell an. Ganz nebenbei bleibt man durch das hohe Quellvermögen des Beta-Glucans auch länger satt. Der cholesterinsenkende Effekt erklärt sich aus der Tatsache, dass Beta-Glucan die Neusynthese von Gallensäure aus Cholesterin anregt – als Ergebnis zirkuliert weniger Cholesterin im Blut und der Cholesterinspiegel sinkt. Lebensmittel, die mindestens ein Gramm Hafer-Beta-Glucan pro Portion enthalten, dürfen laut Health-Claims-Verordnung einen cholesterinsenkenden Effekt versprechen.

Drei Gramm Hafer-Beta-Glucan sind pro Tag erforderlich, um Cholesterin erfolgreich zu senken. In 20 Gramm Haferflocken ist ein Gramm Beta-Glucan enthalten. Folglich sind 60 Gramm (sechs Esslöffel) Haferflocken zum täglichen Verzehr empfohlen. Vor allem Hafer und Gerste sind reich an Beta-Glucan (vier bis fünf Prozent der Trockensubstanz). Roggen enthält circa 2,3 Prozent und Weizen lediglich 0,8 Prozent. Aufgrund seines hohen Molekulargewichts wirkt jedoch das Beta-Glucan aus Hafer am besten.

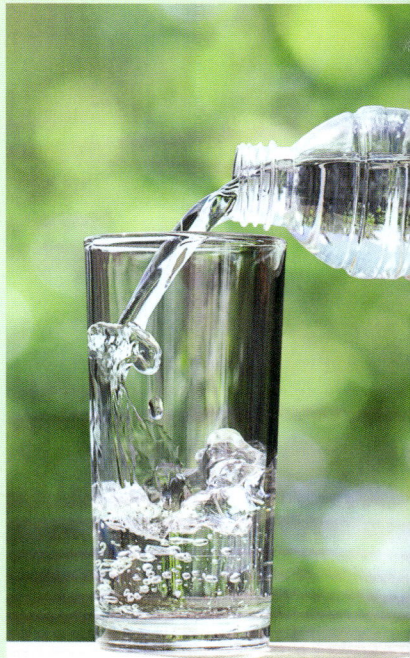

Ballaststoffe brauchen ausreichend Wasser zum Quellen.

Leinsamen und Leinöl sind sauerstoffempfindlich und sollen daher in luftdichten, dunklen Behältern aufbewahrt werden.

Der Autor des Bestsellers „Weizenwampe", Dr. med. William Davis, schwört auf Leinsamen als Alternative zu Weizen. Da Leinsamen keinerlei Kohlenhydrate enthält, wirkt er sich nicht auf den Blutzucker aus. Gemahlen eignet er sich laut Davis hervorragend für einen heißen Getreidebrei (z. B. mit Milch, Pflanzenmilch oder Kokosmilch), als Beigabe zu Quarkgerichten (Topfengerichten), für indische Eintöpfe sowie zum Panieren.

Ernährungsphysiologische Miniaturkraftwerke: Nüsse, Samen und Kerne

Wenn wir uns weiter auf die Suche nach dem süßen Geschmack begeben, finden wir noch eine wertvolle Gruppe unter den ballaststoffreichen Lebensmitteln, nämlich Nüsse, Samen und Kerne mit oft süßem Geschmack. Ihre wertvollen Fettsäuren und die Kombination aus besonders nahrhaften Mineralstoffen und Spurenelementen machen diese Gruppe auch gesundheitlich äußerst interessant. Fett ist ein Geschmacksträger und damit ist der Einsatz von Nüssen, Samen, Kernen (und der daraus gewonnenen wertvollen Pflanzenöle) ein Garant dafür, dass das Essen schmeckt und befriedigend nährt.

Eine ganz besonders wertvolle Nuss ist die **Walnuss.** Als wahre Nährstoffbombe hat sie einen enorm hohen Gehalt an Omega-3-Fettsäuren und liefert die Vitamine A, B_1, B_2, C, E, Nicotinsäure, Zink, Kalium, Magnesium, Phosphor und Eisen. Dieser wertvolle Cocktail kann unserer Gesundheit in vielerlei Hinsicht gute Dienste erweisen. Die hochwertige Eiweißquelle eignet sich besonders gut als Pausensnack. Gehirn und Nerven sind dankbar über die enthaltenen Nährstoffe, die Verdauung freut sich über hochwertige Fette.

Nüsse sind sehr sättigend und das in der Walnuss enthaltene Serotonin fungiert zudem als Appetitzügler. So kann der regelmäßige Verzehr von Nüssen nach Meinung mancher Expert/innen sogar das Risiko für eine Gewichtszunahme bzw. Übergewicht senken. Auch in Mandeln, Sesam, Mohn, Hanfsamen, Haselnüssen, Pinienkernen, Sonnenblumenkernen und Kürbiskernen sind wertvolle Nährstoffe enthalten. Lassen Sie Ihrer Fantasie freien Lauf und bauen Sie diese Kraftwerke regelmäßig in Ihren täglichen Speiseplan ein. Herz, Hirn, Nerven und Verdauung werden es Ihnen danken!

Gemahlene Nüsse und Samen eignen sich auch hervorragend als Weizenmehlersatz, zum Beispiel zum Panieren oder Eindicken von Suppen und Saucen, mit etwas Experimentierfreudigkeit können Sie damit sogar glutenfrei Backen.

Einen Ehrenplatz unter den Nüssen erhält die **Esskastanie (Maroni).** Im Gegensatz zu anderen Nüssen enthält sie sehr wenig Fett, ihr Kohlenhydrat- und Ballaststoffanteil ist hingegen sehr hoch, was sie gerade auch für die Darmgesundheit zu einem äußerst interessanten Lebensmittel macht.

Hildegard von Bingen hat der Esskastanie mit ihren wertvollen Gerbstoffen (Tanninen) und Bioflavonoiden einen besonderen Platz unter den therapeutisch wirksamen Lebensmitteln eingeräumt. Die Hildegard-Medizin setzt die schmackhafte Baumfrucht bei Leber- und Gallenleiden, Milzschmerzen, Magen- und Darmproblemen, Gastritis und diversen Schwächezuständen erfolgreich ein. Die Esskastanie ist sehr sättigend und nährend und wird auch gerne bei schwer auszehrenden Krankheiten wie Krebs oder Aids verordnet.
In getrockneter Form wird sie auch zu Mehl vermahlen – dieses Mehl ist glutenfrei und kann somit bei Zöliakie und Glutenunverträglichkeit verwendet werden.

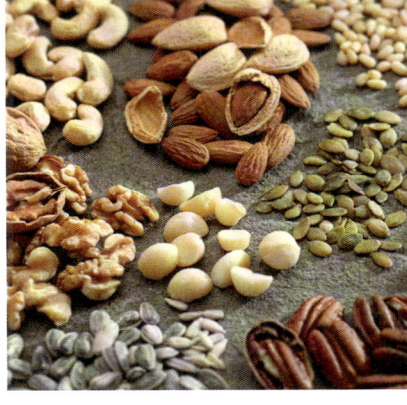

Miniaturkraftwerke Nüsse und Samen

Was darf's sein? Ein guter und gesunder Snack!

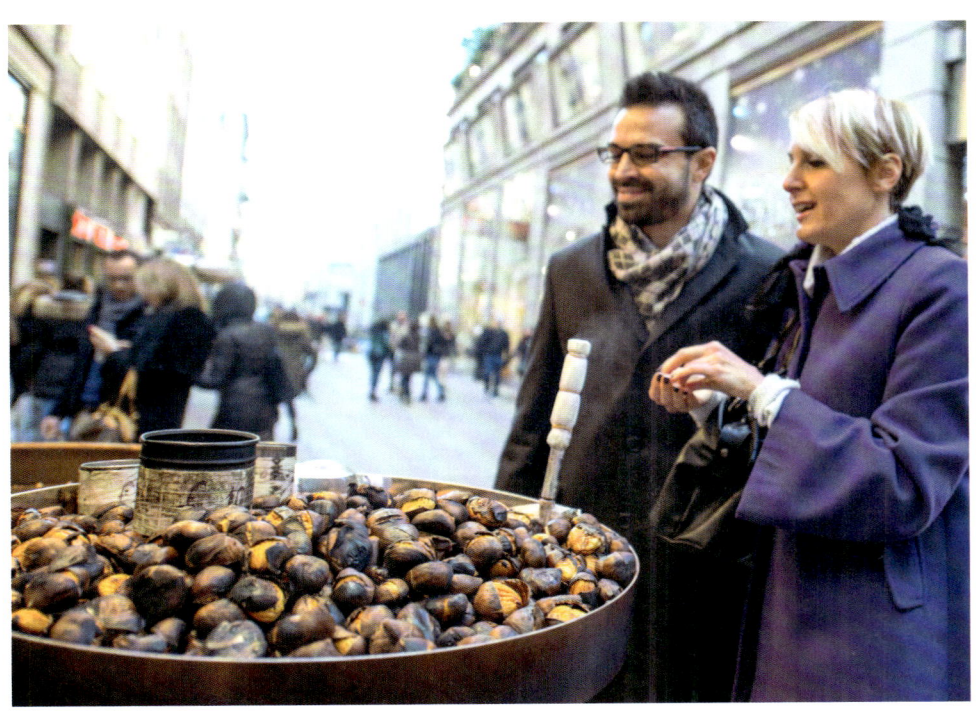

GESUNDHEITSZENTRALE DARM

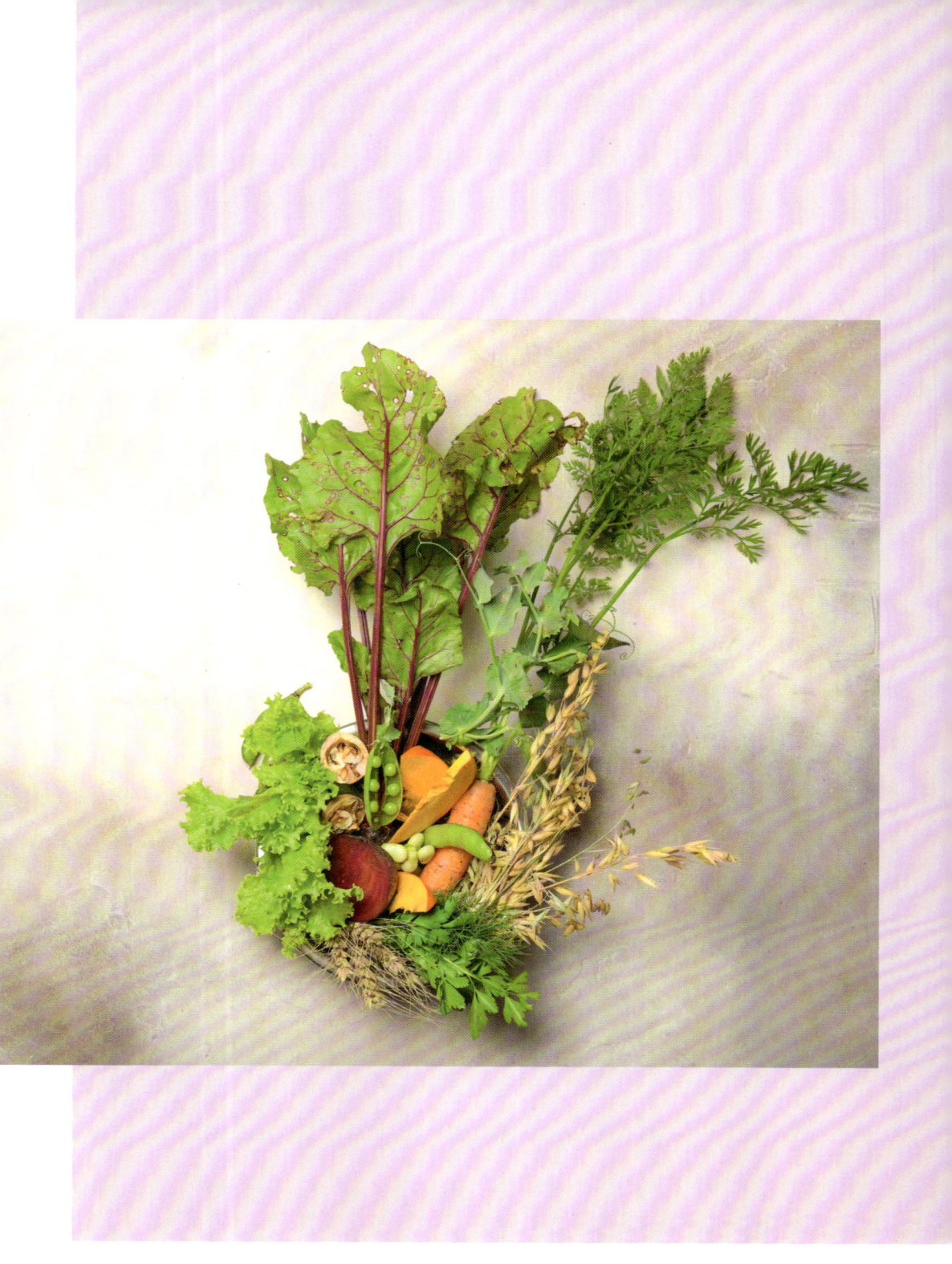

8.

Was ist eigentlich „Zucker" und wozu brauchen wir ihn?

Der biochemische Baustein Zucker hat eine Reihe von wichtigen Funktionen für unseren Stoffwechsel. Verschiedene Zuckerarten wirken sich jedoch unterschiedlich aus. Die Weltgesundheitsorganisation gibt immer wieder eine Reihe von Empfehlungen heraus, da der problematische Umgang mit Zucker längst zu einer weltweiten Herausforderung geworden ist.

Was ist eigentlich „Zucker" und wozu brauchen wir ihn?

Die Grundbausteine von Zucker, auch Kohlenhydrate oder „Saccharide" genannt, sind Kohlenstoff, Wasserstoff und Sauerstoff. Sie zählen zu den Hauptnährstoffen in unserer Ernährung wie auch Fette und Eiweiß.

Kohlenhydrate werden in Einfach-, Zweifach-, und Mehrfachzucker eingeteilt. Einfachzucker, auch Monosaccharide genannt, bestehen aus einem einzigen Zuckermolekül, das drei bis sieben Kohlenstoffatome enthält. Dazu zählen Glukose (Traubenzucker) und Fruktose (Fruchtzucker). Zweifachzucker, sogenannte Disaccharide, sind aus zwei Monosacchariden aufgebaut, dazu gehören der Haushaltszucker (Saccharose) und der Milchzucker (Laktose).

Die langkettigen Mehrfachzucker wie zum Beispiel Stärke oder Cellulose bestehen aus vielen Monosacchariden. Sie werden auch Polysaccharide oder komplexe Kohlenhydrate genannt und finden sich in pflanzlichen Nahrungsmitteln wie Vollkorngetreide oder Hülsenfrüchten. Ein Gramm Zucker in der Nahrung liefert uns vier Kilokalorien.

Unter „freien Zuckern" versteht man alle Mono- und Disaccharide, die Mahlzeiten oder Getränken zugefügt werden, sowie jenen Zucker, der von Natur aus bereits in Honig, Sirup, Fruchtsäften und Fruchtsaftkonzentraten enthalten ist – also Traubenzucker (Glukose, Dextrose), Fruchtzucker (Fruktose) und Malzzucker (Maltose) sowie Haushaltszucker (Saccharose). Nicht zu dieser Gruppe zählen alle natürlich vorkommenden Zuckerarten in Obst und Gemüse oder Milchprodukten.

> Achtung vor „freiem Zucker"! Laut WHO sollen weniger als zehn Prozent – idealerweise sogar weniger als fünf Prozent – der täglichen Energiezufuhr aus sogenannten „freien Zuckern" stammen.

Wozu brauchen wir Zucker?

Zur Energieversorgung

Kohlenhydrate haben eine sehr wichtige Funktion – sie versorgen unseren Körper mit Energie in Form von ATP (Adenosintriphosphat) – dies ist der Energielieferant für viele Stoffwechselvorgänge.

Als Energiereserve

Steht dem Körper mehr Glukose zur Verfügung, als er im Moment verbrauchen kann, werden in der Leber und in den Muskeln Zuckerreserven in Form von Glykogen aufgebaut und somit Reserven angelegt. Auf diese können wir im Ernstfall (wenn gerade keine Nahrung zur Verfügung steht) zurückgreifen.

Zur Erhaltung der Muskelmasse

Sind all unsere Glykogenspeicher leer (dies geschieht bei einer sehr fett- und eiweißarmen Ernährung), können auch Aminosäuren in Glukose umgebaut werden, um die Energieversorgung unseres Körpers zu sichern. Diese Aminosäuren werden aus unseren Muskeln „geholt", was einen Abbau der Muskelmasse zur Folge hat. Dem kann durch einen Verzehr von kleinen Mengen Kohlenhydraten allerdings vorgebeugt werden.

Für Verdauung und Stoffwechsel

Durch die Zufuhr von ballaststoffreichen Kohlenhydraten wird die Verdauung unterstützt, der Cholesterinspiegel gesenkt und dem Risiko einer koronaren Herzerkrankung vorgebeugt.

Als Zellnährstoff

Glukose ist der Hauptnährstoff für alle Zellen und Gewebe. Vor allem rote Blutkörperchen und das Gehirn brauchen diesen Zucker.

Der Zucker und das Gehirn

Glukose ist jene Energiequelle, die vom Körper am leichtesten verbrannt wird. Große Mengen davon werden jeden Tag von unserem Gehirn verbraucht – nämlich circa 25 Prozent der täglich notwendigen Energiemenge, das entspricht etwa 140 Gramm Glukose. Diese Menge ist das Minimum an Kohlenhydraten, die wir uns täglich zuführen sollten, um eine optimale Gehirnleistung zu ermöglichen.

Unser Körper baut immer wieder Zuckerreserven auf, indem er Glukose in den Muskeln und in der Leber speichert, um die Versorgung des Gehirns und der Blutzellen auch in „mageren" Zeiten zu garantieren.

Für die Leistungsfähigkeit unseres Gehirns ist es daher wichtig, eine gleichmäßig hohe Energieversorgung zu gewährleisten – das können wir mit komplexen, langkettigen Kohlenhydraten aus

Gemüse, Obst, Vollkorngetreide und Hülsenfrüchten gut erreichen.

Ergebnisse einer Studie des NeuroCure Clinical Research Centers der Berliner Charité zeigen auf, dass dauerhaft hohe Blutzuckerspiegel häufig mit Gedächtnisproblemen einhergehen. Im Rahmen dieser Studie mit gesunden Probanden (Durchschnittsalter 63 Jahre) wurde auch jener Bereich im Gehirn, der für das Kurz- und Langzeitgedächtnis zuständig ist, unter die Lupe genommen und im Kernspintomographen untersucht. Aus den Analysen wurde ersichtlich, dass dieser Hippocampus genannte Teil bei den Probanden mit dauerhaft hohem Blutzucker kleiner war und eine schlechtere Struktur aufwies als jener von Probanden mit einem niedrigen Zuckerspiegel. Vom Forschungsteam wird daher empfohlen, auf einen niedrigen Blutzuckerspiegel zu achten, was u. a. durch eine mediterrane Diät mit viel Gemüse, Obst, Vollkornprodukten, Fisch und regelmäßiger Bewegung erreicht werden kann.

Wichtig für einen optimal funktionierenden Gehirnstoffwechsel ist auch, genügend Flüssigkeit zu trinken – täglich zwei bis drei Liter ungesüßte Getränke (am besten gutes Wasser!) helfen bei der Sauerstoffversorgung und unterstützen die Durchblutung.

Wenn längere Zeit keine Glukose zur Verfügung steht, passt sich unser Gehirn nach etwa fünf Tagen den Gegebenheiten an und beginnt, Ketonkörper für die Energiegewinnung zu verwenden, die durch den Abbau von Fetten entstehen. Nur circa zwei Drittel der Gehirnzellen beziehen ihre Energie allerdings aus Ketonkörpern, der Rest wird über die sogenannte Gluconeogenese (das ist der Stoffwechselweg zur Neusynthese von Glukose in Leber und Niere) versorgt.

Aber auch aus Eiweiß kann bei Bedarf Zucker für die Energieversorgung des Gehirns synthetisiert werden. Über längere Zeit kann das jedoch den Abbau wertvoller Muskelmasse bedeuten.

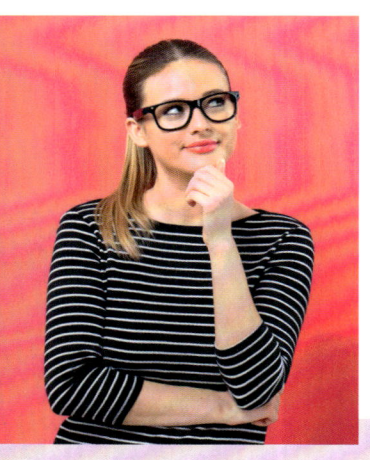

Glukose ist wichtig für unser Gehirn.

Glukose gibt uns ein Energiehoch für gerade einmal 20 Minuten, dann fällt der Blutzuckerspiegel rapide ab und ein Leistungstief ist die Folge. Ist ohnehin noch genügend Glukose in den Speichern, werden unverbrauchte Zuckerreste aus der Nahrung in Fett umgebaut und gespeichert.

Wie wird Zucker verstoffwechselt?

Kohlenhydrate, die wir uns über die Ernährung zuführen, werden im Körper durch verschiedene Enzyme zu Einfachzucker, also zu Glukose oder Fruktose, umgewandelt.

Die Verdauung der Kohlenhydrate beginnt im Mund – hier wird die Stärke, die aus langen Glukoseketten besteht, durch das Enzym Amylase in Malzzucker (Maltose) gespalten. Das ist der Grund, warum ein Stückchen Weißbrot, das man lange im Mund zerkaut, süß zu schmecken beginnt!

Im Dünndarm werden nun die restlichen Zuckermoleküle (Saccharose und Laktose) mithilfe von Disaccharidasen in Glukose und Fruktose gespalten und in die Blutbahn gebracht. Die Glukosemoleküle werden von den jeweiligen Körperzellen aufgenommen und dort zur ATP-Produktion verwendet. Dieses ATP (Adenosintriphosphat) ist der Energielieferant für viele Stoffwechselvorgänge. Es kann nicht nur aus Kohlenhydraten gewonnen werden, auch Fette oder Aminosäuren (Eiweißbausteine) können ATP liefern, jedoch ist die Energie aus Kohlenhydraten für den Körper schneller verfügbar. Um ATP aus Fettsäuren zu produzieren, ist ausreichend Sauerstoff notwendig – aus Glukose hingegen kann Energie auch ohne Sauerstoff bezogen werden. Dies ist vor allem bei großen Anstrengungen von Vorteil, wenn der Sauerstoff knapp ist.

Glukose ist, wie bereits erwähnt, der Hauptnährstoff unseres Gehirns. Hauptsächlich wird sie in den Körperzellen zu Energie umgewandelt, aber auch in der Leber gespeichert. Bei Bedarf wird Glukose in andere Kohlenhydrate oder in Eiweiß umgebaut oder bei sehr fettarmer und kohlenhydratreicher Ernährung in Fettdepots eingelagert. Um nun in den Körperzellen verwertet werden zu können, muss Glukose aus dem Blut mithilfe des Hormons Insulin, welches in der Bauchspeicheldrüse gebildet wird, in die Zellen gebracht werden. Bei Fruktose geschieht dies ohne Hilfe von Insulin, daher ist Glukose im Gegensatz zu Fruktose im Blut messbar. Fruktose wird über das Blut zur Leber transportiert und über Umbaureaktionen in den Abbauweg der Glukose eingeschleust.

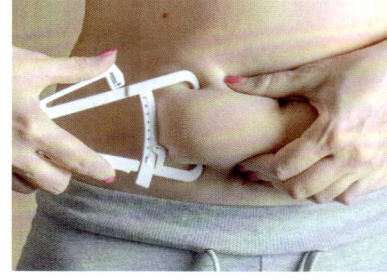

Überschüssige Glukose wird als Fett gespeichert.

Was passiert, wenn mehr Glukose zur Verfügung steht, als verbraucht wird? Glukose, die der Körper nicht benötigt, kann in der Leber oder im Muskel als „Glykogen" gespeichert werden. Der Glykogenspeicher der Muskelzellen beträgt circa 500 Gramm. Nur der Muskel selbst kann diese Form des Glykogens nutzen und das nur bei besonders anstrengenden Belastungen. Überschüssige Glukosemoleküle werden in Triglyceride umgebaut und als Fett gespeichert, wenn alle Glykogenspeicher bereits vollgefüllt sind.

Zucker ist nicht gleich Zucker!

Jede Zuckerart wirkt anders auf den Körper

Traubenzucker (Glukose) wird sehr schnell vom Darm aufgenommen und schießt ins Blut. Wenn man rasch Energie benötigt, dann funktioniert das also am besten mit reiner Glukose.

Haushaltszucker (Saccharose) braucht etwas länger, da sie ja als Zweifachzucker erst in ihre beiden Moleküle Fruktose und Glukose gespalten werden muss.

Milchzucker (Laktose) ist auch ein Disaccharid und benötigt am längsten, um ins Blut zu gelangen. Milchzucker und Fruktose beeinflussen den Blutzuckerspiegel daher kaum. **Fruchtzucker (Fruktose)** wurde deshalb lange Zeit als Diätzucker angepriesen. In der Zwischenzeit sieht man das jedoch kritischer, da auch Fruchtzucker, wenn er in hohen Mengen konsumiert wird, den Stoffwechsel negativ beeinflussen kann.

Die Leber und der Zucker

Rund 100 Gramm Glykogen können in der Leber gespeichert werden. Diese Reserven werden entweder zur Energiegewinnung oder zur Stabilisierung des Blutzuckers zwischen den Mahlzeiten herangezogen.

Wie schon erwähnt, wird Fruktose in der Leber abgebaut. Bei der Aufnahme der Fruktose über Gemüse und Obst in moderaten Mengen ist dies ein natürlicher Teil unseres Stoffwechsels, der keine Probleme verursacht. Wird allerdings zu viel davon aufgenommen, und zwar vorrangig über verarbeitete, stark fruktosehaltige Lebensmittel wie Softdrinks & Co, staut sich die Fruktose in der Leber und wird schließlich in Fett umgewandelt und gespeichert.

Die nichtalkoholische Fettleber – eine neue Volkskrankheit

Fruktosesirup (High Fructose Corn Syrup) wird heute von der Lebensmittelindustrie in großen Mengen verschiedensten Produkten beigefügt. Als preisgünstiges und starkes

Süßungsmittel – die Süßkraft ist doppelt so hoch wie die von Saccharose – finden wir es vor allem auf den Zutatenlisten von Frühstückscerealien, Süßwaren und stark verarbeiteten Nahrungsmitteln. Wer solche Produkte häufig verzehrt, dessen Leber kann Probleme dabei bekommen, diese großen Mengen an Fruktose zu verarbeiten.

In Kombination mit zu wenig Bewegung und einer energiereichen Ernährung (zu viel Fett und Kohlenhydrate) kann es zu bedenklichen Stoffwechselveränderungen kommen. Bleibt diese Situation für lange Zeit aufrecht, kann sich eine sogenannte „nichtalkoholische Fettleber" (non-alcoholic fatty liver disease, NAFLD) entwickeln.

Was genau passiert in der Leber, wenn dauerhaft mehr Energie aufgenommen als verbraucht wird?
Wenn die Vorratsspeicher des Organs voll sind, steigt der Blutzuckerspiegel. In Folge kommt es zu einer ständigen Insulinausschüttung – und zur sogenannten Insulinresistenz. Die Leber reagiert, indem sie selbst Fett bildet und dieses einlagert. Zudem bewirkt das Insulin eine Freisetzung von Fettsäuren aus dem körpereigenen Fettgewebe, die sich in der Leber einlagern. Daher haben Personen mit viel Bauchfett (viszeralem Fett) ein erhöhtes Risiko, eine nichtalkoholische Fettleber zu entwickeln – laut Schätzungen stammen 60 Prozent der Fettablagerungen in unserem Entgiftungsorgan aus dem Bauchfett. Wird die Erkrankung der Leber nicht erkannt, kann es zu einer Entzündung und schließlich zu einer dauerhaften Schädigung – bis hin zur Leberzirrhose – kommen.

Wem die Diagnose einer NAFLD gestellt wurde, der/die sollte daher rasch reagieren. Die Leber kann sich durch gezielte Ernährungs- und Lebensstiländerung gut regenerieren und eine gesunde Leberfunktion kann auf diese Weise wiederhergestellt werden.

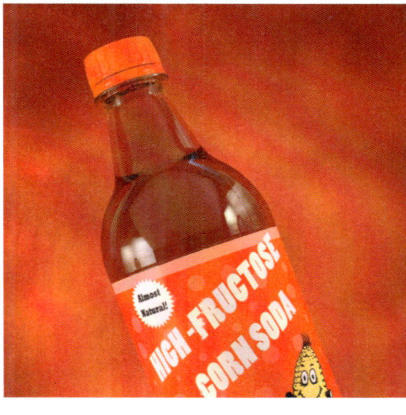

Fruktosesirup ist in vielen Softdrinks enthalten!

> Auch durch den häufigen Konsum industriell gefertigter Smoothies kann man bei weitem mehr Fruktose zu sich nehmen, als gesund ist.

Lebensmittelverpackungen lesen

Zucker hat viele Namen:

Glukose
Fruktose
Maltose
Dextrose
Maltodextrin
Honig
Natürliche Fruchtsüße

Wer der Zuckersucht entkommen und sein Gewicht im Griff haben möchte, tut gut daran, die Zutatenlisten auf Lebensmittelverpackungen und Getränken lesen zu lernen. Je weiter vorne eine Zutat aufgelistet ist, umso mehr davon ist im jeweiligen Lebensmittel enthalten. Oft sind es auch gleich mehrere Zuckerarten, zum Beispiel in vermeintlich gesunden Müslis.

In welchen Nahrungsmitteln kommt Zucker natürlich vor?

- **Obst und Gemüse** – in Form von Fruktose, Glukose und Ballaststoffen
- **Getreide** – als Stärke (lange Ketten von Glukosemolekülen)
- **Milch** – als Laktose
- **Nüssen** – als Saccharose
- **Honig** – als Fruktose und Glukose
- **Ahornsirup** – als Saccharose
- **Agavendicksaft** – als Fruktose und Glukose
- **Reissirup** – als Glukose, Maltose und Oligosaccharide (aus Glukosemolekülen)

Zuckergehalt in Obst

Lebensmittel	Saccharose in 100 g	Fruktose in 100 g	Glukose in 100 g	Ballaststoffe in g	Kohlenhydrate gesamt
Ananas	5	1	1	Spuren	7
Apfel	2	5	2	2	11
Orange	3	2	2	2	7
Aprikose (Marille)	5	Spuren	2	2	8
Aprikose, getrocknet	30	5	10	11	51
Avocado	Spuren	Spuren	Spuren	3	Spuren
Banane	7	2	3		
Birne	2	6	2	3	12
Brombeere	Spuren	1	1	7	3
Dattel	Spuren	27	29	8	57
Dattel, getrocknet	Spuren	32	34	9	66
Erdbeere	Spuren	2	2	2	5
Feige	Spuren	6	7	2	13
Feige, getrocknet	2	24	32	9	58
Granatapfel	Spuren	3	3	Spuren	6
Grapefruit	8	6	7	1	21
Heidelbeere	Spuren	4	3	5	7
Himbeere	Spuren	2	2	6	5
Honigmelone	4	Spuren	Spuren	1	6
Kiwi	1	4	4	3	9
Mandarine	5	Spuren	1	1	7
Mango	6	2	Spuren	1	9
Mirabelle	4	4	5	1	13
Nektarine	8	1	2	2	11
Papaya	Spuren	Spuren	Spuren	1	2
Passionsfrucht (Maracuja)	3	2	3	Spuren	8
Pfirsich	5	1	Spuren	2	8
Pflaume	3	2	3	2	10
Pflaume, getrocknet	19	1	19	9	57
Quitte	Spuren	4	2	5	6
Sauerkirsche	Spuren	4	5	Spuren	10
Stachelbeere	Spuren	4	4	3	8
Süßkirsche	Spuren	6	7	2	13
Traube	Spuren	7	7	Spuren	15
Wassermelone	1	2	Spuren	Spuren	4
Zitrone	Spuren	2	2	Spuren	5
Zwetschke	2	2	4	2	8

Zuckergehalt in Gemüse

Lebensmittel	Saccharose in 100 g	Fruktose in 100 g	Glukose in 100 g	Ballaststoffe in g	Kohlenhydrate gesamt
Aubergine (Melanzani)	2	Spuren	Spuren	Spuren	2
Batate (Süßkartoffel)	24	k.A.	k.A.	k.A.	k.A.
Rotkohl (Rotkraut)	2	Spuren	1	1	2
Blumenkohl (Karfiol)	2	Spuren	Spuren	Spuren	2
Bohnen, grün	3	Spuren	Spuren	Spuren	3
Bohnen aus der Dose	17	k.A.	k.A.	k.A.	k.A.
Brokkoli	2	Spuren	Spuren	Spuren	2
Champignons	Spuren	Spuren	Spuren	Spuren	2
Chicorée	2	Spuren	Spuren	1	1
Chinakohl	Spuren	Spuren	Spuren	Spuren	2
Erbsenschote	4	2	Spuren	Spuren	2
Feldsalat (Vogerlsalat)	Spuren	Spuren	Spuren	Spuren	2
Fenchel	3	Spuren	1	1	4
Grünkohl	2	Spuren	Spuren	Spuren	2
Gurke	1	Spuren	Spuren	Spuren	Spuren
Karotte	4	1	1	1	3
Kartoffel	15	Spuren	Spuren	Spuren	2
Kichererbsen aus der Dose	14	Spuren	Spuren	Spuren	8
Kohlrabi	2	Spuren	Spuren	Spuren	Spuren
Kohlrübe					
Kopfsalat (Häuptelsalat)	Spuren	Spuren	Spuren	Spuren	1
Kürbis	3	Spuren	1	Spuren	Spuren

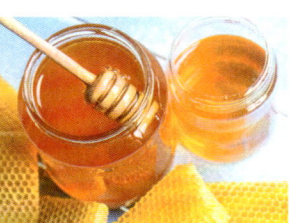

Honig kann als Medizin verwendet werden – also in kleinen Dosen.

Häufig gestellte Fragen

Ist Honig gesünder als Zucker?

Honig besteht zu 80 Prozent aus Trauben- und Fruchtzucker. Seine Süßkraft ist etwas höher als die des Haushaltszuckers, der Kaloriengehalt der beiden ist in etwa gleich. Dem Deutschen Imkerbund zufolge hat Honig rund 180 Inhaltsstoffe, z. B. Mineralien wie Kalium und Magnesium sowie die Vitamine B_1, B_2 und C. Pollen und Aromastoffe verleihen dem köstlichen Naturprodukt einen wohlschmeckenden, typischen Geschmack.

Honig hat eine lange Tradition als Heilmittel. So wirkt er beispielsweise entzündungshemmend und antibakteriell.

Lebensmittel	Saccharose in 100 g	Fruktose in 100 g	Glukose in 100 g	Ballaststoffe in g	Kohlenhydrate gesamt
Linsen, gekocht	18	Spuren	0	0	4
Mangold	2	Spuren	Spuren	1	2
Meerrettich (Kren)	12	4	1	2	8
Paprikaschote, grün	3	Spuren	1	2	4
Pastinake	2	1	Spuren	Spuren	3
Petersilie, Blatt					
Pfifferlinge (Eierschwammerl)	Spuren	Spuren	Spuren	Spuren	6
Radieschen	1	Spuren	Spuren	Spuren	1
Rettich	1	Spuren	Spuren	Spuren	2
Rosenkohl (Kohlsprossen)	3	Spuren	Spuren	Spuren	3
Rote Bete (Rote Rübe)	7	6	Spuren	Spuren	2
Sauerkraut	Spuren	Spuren	2	Spuren	4
Schwarzwurzel	Spuren	Spuren	Spuren	Spuren	2
Spargel	1	Spuren	Spuren	Spuren	Spuren
Spinat	Spuren	Spuren	Spuren	Spuren	2
Tomate	3	Spuren	1	1	Spuren
Rübe, weiß	1	Spuren	Spuren	Spuren	2
Weißkohl (Weißkraut)	4	Spuren	2	2	3
Zucchini	2	Spuren	Spuren	Spuren	Spuren
Zuckermais	16	Spuren	Spuren	Spuren	3
Zwiebel	5	Spuren	Spuren	2	

Quelle: Die Diabetes Fibel, Ingrid Kiefer und Michael Kunze, Kneipp Verlag

Allerdings soll er zu therapeutischen Zwecken nur in geringen Mengen, eben wie eine Medizin, verwendet werden. Honig eins zu eins als Zuckerersatz einzusetzen, ist aus ernährungsphysiologischer Sicht keine gute Idee, denn seine intensive Süßkraft, sein Kaloriengehalt und seine kariesfördernde Wirkung sind in größeren Mengen ebenso ungesund wie Haushaltszucker.

Kann ich Zucker durch Ahornsirup ersetzen?

Ahornsirup ist zwar nicht zuckerfrei, enthält aber nur 65 Prozent Zucker. Im Vergleich zu Honig hat er einen niedrigeren Kaloriengehalt, jedoch einen höheren Mineralstoffgehalt. Er wird traditionell in Amerika und Kanada zum Süßen von Pancakes und

Waffeln verwendet, aber auch zum Süßen von Desserts und Kuchen bietet er sich wegen seiner typischen Geschmacksnote an. Zu beachten ist beim Backen, dass durch die (dick-)flüssige Konsistenz weniger Flüssigkeit im Teig benötigt wird. Auch beim Ahornsirup gilt: Die Dosis macht das Gift!

Eignet sich Birkenzucker zum Süßen?

In den letzten Jahren ist der Stellenwert von Xylit als Zuckerersatz stark gestiegen. Birkenzucker ist als natürlicher Zuckeralkohol Bestandteil diverser Gemüsesorten bzw. auch in der Rinde bestimmter Holzarten wie z. B. Birke und Buche enthalten und hat 40 Prozent weniger Kalorien als Haushaltszucker. Er soll einen Anti-Karies-Effekt auf unsere Zähne haben, wodurch er natürlich noch interessanter wird – als Süße, die keine Löcher macht! Erwähnenswert ist, dass Xylit zehnmal mehr kostet als Haushaltszucker, da die Herstellung sehr aufwändig ist.

Wie erkenne ich, ob einem Lebensmittel Zucker zugesetzt wurde oder der Zucker von Natur aus enthalten ist? Ab wann gilt ein Produkt als „zuckerarm"?

Gemäß der sogenannten Health-Claims-Verordnung unterscheidet man auf Lebensmittelverpackungen folgende Bezeichnungen:

• **Zuckerarm:** Die Angabe, ein Lebensmittel sei zuckerarm sowie jegliche Angabe, die für den Verbraucher voraussichtlich dieselbe Bedeutung hat, ist nur zulässig, wenn das Produkt im Fall von festen Lebensmitteln nicht mehr als fünf Gramm Zucker pro 100 Gramm oder im Fall von flüssigen Lebensmitteln 2,5 Gramm Zucker pro 100 Milliliter enthält.

• **Zuckerfrei:** Die Angabe, ein Lebensmittel sei zuckerfrei sowie jegliche Angabe, die für den Verbraucher voraussichtlich dieselbe Bedeutung hat, ist nur zulässig, wenn das Produkt nicht mehr als 0,5 Gramm Zucker pro 100 Gramm bzw. 100 Milliliter enthält.

• **Ohne Zuckerzusatz:** Die Angabe, einem Lebensmittel sei kein Zucker zugesetzt worden sowie jegliche Angabe, die für den Verbraucher voraussichtlich dieselbe Bedeutung hat, ist nur zulässig, wenn das Produkt keine zugesetzten Mono- oder Disaccharide oder irgendein anderes wegen seiner süßenden Wirkung verwendetes Lebensmittel enthält. Wenn das Lebensmittel von Natur aus Zucker enthält, sollte das Etikett auch den folgenden Hinweis enthalten: ENTHÄLT VON NATUR AUS ZUCKER.

Künstliche Süßstoffe
Keine sinnvolle Alternative zu Zucker

Aus unserer Sicht sind auch künstliche Süßstoffe kein guter Zuckerersatz. Vielmehr wollen wir einerseits dazu ermutigen, die eigene Ernährung so weit umzustellen, dass die Zufuhr von ausreichend natürlicher Süße genügt und der Körper deshalb kein zusätzliches Verlangen nach mehr und intensiverer Süße hat. Andererseits möchten wir darauf hinweisen, dass künstliche Süßstoffe immer wieder im Verdacht stehen, Krebs auszulösen und andere Störungen und Krankheiten zu verursachen. Nachdem wir generell eine naturnahe und möglichst unverfälschte Ernährungsweise empfehlen, wollen wir hier auf künstliche Süßstoffe aus dem Labor auch nicht näher eingehen.

Wie hoch ist mein Zuckerbedarf?

Von der DGE wird folgende prozentuelle Aufteilung der Hauptnährstoffe als gesunde Ernährung empfohlen: mindestens 50 Energieprozent aus Kohlenhydraten, 30 Energieprozent aus Fett, 20 Energieprozent aus Eiweiß bzw. 0,8 Gramm pro Kilogramm Körpergewicht. Mindestens 30 Gramm Ballaststoffe pro Tag werden ebenfalls empfohlen, um eine funktionierende Verdauung zu gewährleisten. Aus unserer Sicht ist diese strikte Mengenempfehlung allerdings problematisch und wenig zielführend. Abhängig von Alter, Größe, Geschlecht, Körperbau, beruflicher Tätigkeit, sportlicher Aktivität etc. ist die Anzahl an Kohlenhydraten, die jeder von uns täglich benötigt, um sich wohlzufühlen, sein Wunschgewicht zu halten und gesund zu bleiben, individuell sehr variabel.

Eine naturnahe und natürlich süße Ernährung braucht keinen künstlichen Süßstoff.

Kohlenhydrate bei Bewegung?

Wer sich regelmäßig sportlich betätigt, benötigt Kohlenhydrate – vor allem komplexe und langkettige. Sie garantieren eine langfristige und konstante Energieversorgung. Aber auch für das Muskelwachstum ist, neben dem Baustoff Eiweiß, Energie aus Kohlenhydraten notwendig. Die Aufnahme des Duos „Kohlenhydrate und Eiweiß" ist speziell nach dem Training besonders wichtig – durch die Kohlenhydrate steigt der Insulinspiegel, dies fördert wiederum die Verwertung der Proteine im Muskel.

Low-Carb-Empfehlungen für „abendliche" Couch-Potatoes

All jenen unter uns, die sich wenig bewegen, weil sie keine Zeit dafür haben oder auch einmal keine Lust dazu verspüren, empfehlen wir, vor allem abends den Kohlenhydratkonsum einzuschränken bzw. zu verringern und mehr Eiweiß zu essen. Tagsüber wird von Körper und Gehirn der Zucker für die Leistungsfähigkeit gefordert und im besten Fall auch gut umgewandelt. Gerade wenn das tägliche Bewegungspensum sehr gering ist, kann es empfehlenswert sein, vor allem abends eher eiweißreich zu essen. Außerdem kurbelt das Eiweiß durch den niedrigen Insulinspiegel die Fettverbrennung an. Diese kann nämlich einsetzen, sobald kein Insulin mehr im Blut zu finden ist, das heißt, nach einem kohlenhydratarmen Abendessen schneller als nach einer Portion Pasta.

Was bedeutet Low Carb?

Unter Low Carb werden viele Ernährungsformen zusammengefasst, denen eine geringe Kohlenhydratzufuhr gemeinsam ist. Die tägliche Ernährung umfasst dabei hauptsächlich Gemüse, Hülsenfrüchte, Nüsse, Milchprodukte, Fleisch, Fisch und Fette. Die übliche westliche Ernährung besteht meist zu rund 50 Prozent aus Kohlenhydraten von Getreide (Brot, Nudeln, Reis usw.) und Kartoffeln. Low-Carb-Diäten reduzieren diesen Anteil in unterschiedlicher Form, manche davon sogar gegen null.

Wird der Körper nicht ausreichend mit langkettigen Kohlenhydraten, wie sie in Getreide oder Kartoffeln vorkommen, versorgt, verändert sich der Stoffwechsel zu einem sogenannten „Katabolismus", also einem Stoffwechsel, der abbaut – im Gegensatz zum „Anabolismus", einem aufbauenden Stoffwechsel. Die nötige Energie in den Zellen wird mittels Fettverbrennung gewonnen, das bedeutet u. a., dass Fettreserven aus der Leber angeknabbert werden und eine Gewichtsreduktion erfolgt. Gerade zum Abnehmen sind Low-Carb-Diäten daher besonders beliebt.

Inwieweit Low Carb für eine dauerhafte Ernährungsform geeignet ist, ist vielfach umstritten. Wir empfehlen, diese Frage möglichst individuell zu klären und weniger durch allgemeine Empfehlungen abzuhandeln.

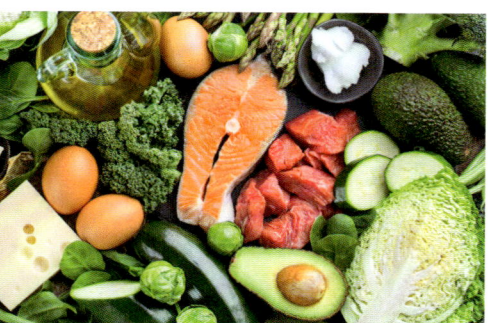

Low Carb: Eiweiß, Fett und wenige Kohlenhydrate

Glykämischer Index (GI)

Der glykämische Index gibt an, wie sich ein Lebensmittel auf den Blutzuckerspiegel auswirkt. Beschrieben wird damit der Anstieg des Blutzuckers beim Konsum von 50 Gramm der Kohlenhydrate, die in diesem Lebensmittel vorkommen. Als Referenzwert von 100 gilt der Anstieg des Blutzuckers bei der Konsumation von 50 Gramm Traubenzucker – Glukose gelangt nämlich am schnellsten ins Blut. Einen niedrigen GI haben zum Beispiel Hülsenfrüchte, Gemüse und Vollkornprodukte – Weißbrot und Cornflakes dagegen haben einen sehr hohen.

Je nach Diät werden unterschiedliche Grenzwerte als gesund angesehen. Der glykämische Index spielt bei vielen Low-Carb-Diäten bzw. Ernährungsformen eine zentrale Rolle.

Eine gängige Einteilung für den GI lautet:
- niedrig – unter 55
- mittel – 56 bis 69
- hoch – über 70

Kritisiert wird diese Einteilung aber wegen ihrer nicht praxisorientierten Anwendung. So wird nicht die Wirkung von 50 Gramm eines Lebensmittels gemessen, sondern von 50 Gramm der Kohlenhydrate eines Lebensmittels. Zudem wird nicht berücksichtigt, wie sich die konsumierten Nahrungsmittel gegenseitig beeinflussen. Auch die Zubereitungsform wirkt sich auf den GI aus. Eine bessere Orientierung verschafft hingegen die glykämische Last.

Glykämische Last (GL)

Die glykämische Last ist eine Erweiterung des glykämischen Index und berücksichtigt auch die Kohlenhydratdichte eines Lebensmittels und somit den Gesamtkohlenhydratgehalt. Die Berechnungsformel lautet:

$$\frac{\text{Glykämischer Index} \times \text{Gramm Kohlenhydrate pro Portion eines Lebensmittels}}{100}$$

Damit spielt also die zugeführte Kohlenhydratmenge eine wesentliche Rolle, der Wert gilt daher als aussagekräftiger. So liegt beispielsweise der glykämische Index von Karotten und Weißbrot nicht sehr weit auseinander. Die glykämische Last von Weißbrot ist hingegen deutlich höher als jene von Karotten.

Die gängige Einteilung für die GL lautet:
- niedrig – unter 10
- mittel – 10 bis 19
- hoch – über 20

Die Dosis macht das Gift

Auf die Menge kommt es an!

Eine Kugel Eis, ein kleines Stück Torte, eine Rippe Schokolade von Zeit zu Zeit – das ist alles noch kein Problem.

Was anhand der Tabellen zur glykämischen Last sehr gut ersichtlich wird, ist die Tatsache, dass die Dosis definitiv den entscheidenden Unterschied macht. Wenn wir die 100-Gramm-Mengen vergleichen, sehen wir rasch, welche Lebensmittel unseren Blutzuckerspiegel in die Höhe treiben, wenn wir mehr davon essen.

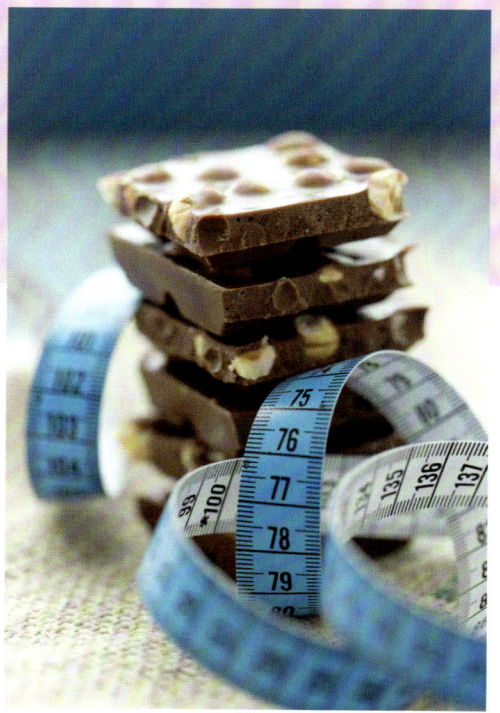

Ein Stückchen Schokolade von Zeit zu Zeit ist kein Problem.

Glykämischer Index und glykämische Last

Lebensmittel – wenn nicht anders angegeben: 100 g	Kohlenhydrate	Glykämischer Index	Glykämische Last
Fleisch			
Kalbfleisch	0	niedrig	niedrig
Rinderbraten	0	niedrig	niedrig
Hühnerfleisch	0	niedrig	niedrig
Fisch			
Forelle	0	niedrig	niedrig
Lachs	0	niedrig	niedrig
Milchprodukte			
Acidophilusmilch	4 g	niedrig	niedrig
Buttermilch	4 g	niedrig	niedrig
Extra-Vollmilch	5 g	niedrig	niedrig
Joghurt 3,6 %	5 g	niedrig	niedrig
Magermilchpulver	52 g	hoch	hoch
Bergkäse	0	niedrig	niedrig
Brie	0	niedrig	niedrig
Butterkäse	0	niedrig	niedrig
Emmentaler	0	niedrig	niedrig
Mozzarella	0	niedrig	niedrig
Schafskäse	0	niedrig	niedrig
Grießpudding, natur	16 g	hoch	mittel
Pflanzenmilch-Produkte			
Sojamilch, ungesüßt	Spuren	niedrig	niedrig
Dinkelmilch, ungesüßt	7 g	niedrig	niedrig
Reismilch, ungesüßt	4 g	niedrig	niedrig
Sojajoghurt Vanille mit Maissirup	73 g	niedrig	hoch
Fleischersatz			
Tofu	Spuren	niedrig	niedrig
Eier			
Hühnerei (1 Stück à 60 g)	Spuren	niedrig	niedrig
Fette			
Butter	Spuren	niedrig	niedrig
Olivenöl	Spuren	niedrig	niedrig
Maiskeimöl	0	niedrig	niedrig
Sonnenblumenöl	0	niedrig	niedrig
Mayonnaise 50 % Fett	4 g	niedrig	niedrig
Obst			niedrig
Apfel	11 g	niedrig	niedrig
Banane	14 g	niedrig	niedrig
1 Dattel, getrocknet	5 g	hoch	niedrig
100 g Datteln, getrocknet	66 g	hoch	hoch
Granatapfel	6 g	niedrig	niedrig
Aprikose (Marille)	8 g	mittel	niedrig
1 EL (20 g) Rosinen	13 g	mittel	niedrig
100 g Rosinen	66 g	mittel	hoch
Wassermelone	4 g	hoch	niedrig
Gemüse			
Artischocke	1 g	niedrig	niedrig
Avocado	Spuren	niedrig	niedrig
Brokkoli	2 g	niedrig	0
Eisbergsalat	1 g	niedrig	niedrig
Fenchel	3 g	niedrig	0
Gurke	1 g	niedrig	0
Karfiol (Blumenkohl)	2 g	niedrig	0
Karotten, gekocht	4 g	niedrig	niedrig
Kartoffel, gekocht	15 g	mittel	mittel
Kürbis	5 g	hoch	niedrig
Rote Bete (Rote Rübe), gekocht	7 g	hoch	niedrig
Zuckermais, gekocht	16 g	niedrig	niedrig
Zucchini	2 g	niedrig	0
Zwiebel	5 g	niedrig	niedrig
Pilze			
Champignons	Spuren	niedrig	niedrig
Steinpilze	0	niedrig	niedrig

Glykämischer Index und glykämische Last

Lebensmittel – wenn nicht anders angegeben: 100 g	Kohlenhydrate	Glykämischer Index	Glykämische Last
Erbsen, getrocknet und gekocht	16 g	niedrig	niedrig
Kichererbsen, gekocht	14 g	niedrig	niedrig
Linsen, gekocht	18 g	niedrig	niedrig
Getreide			
Buchweizen, gekocht	22 g	niedrig	mittel
1 EL (10 g) Haferflocken	6 g	niedrig	niedrig
100 g Haferflocken	63 g	niedrig	hoch
Maisgrieß (Polenta)	74 g	mittel	hoch
Müsli mit Früchten, ungezuckert	63 g	mittel	hoch
Reis geschält, gekocht	21 g	mitte	mittel
Reis ungeschält, gekocht	23 g	niedrig	mittel
Roggen-Vollkornmehl	60 g	mittel	hoch
Weizenmehl Type 1050	67 g	hoch	hoch
Weizen-Vollkornmehl	60 g	mittel	hoch
Brot und Gebäck			
Baguette	51 g	hoch	hoch
Diät-Zwieback	77 g	hoch	hoch
1 Scheibe (10 g) Knäckebrot	7 g	niedrig	niedrig
100 g Knäckebrot	73 g	niedrig	hoch
Kornweckerl mit Sonnenblumenkernen	42 g	hoch	hoch
Reiswaffel	84 g	hoch	hoch
Pumpernickel	37 g	niedrig	mittel
1 Scheibe (40 g) Roggen-Vollkornbrot	15 g	mittel	niedrig
100 g Roggen-Vollkornbrot	37 g	mittel	hoch
Semmel	51 g	hoch	hoch
1 Scheibe (40 g) Weizen-Vollkornbrot	17 g	hoch	niedrig
100 g Weizen-Vollkornbrot	41 g	hoch	hoch

Lebensmittel – wenn nicht anders angegeben: 100 g	Kohlenhydrate	Glykämischer Index	Glykämische Last
Teigwaren			
100 g Spaghetti, gekocht	24 g	niedrig	niedrig
1 Portion (210 g) Spaghetti, gekocht	51 g	hoch	hoch
100 g Vollkornteigwaren ohne Eier, gekocht	26 g	niedrig	niedrig
1 Portion (210 g) Vollkornteigwaren ohne Eier, gekocht	55 g	niedrig	hoch
Samen und Nüsse			
Erdnüsse ohne Schale	8 g	niedrig	niedrig
Kürbiskerne	14 g	niedrig	niedrig
Kokosnuss	5 g	niedrig	niedrig
Leinsamen	0	niedrig	niedrig
Mandel	4 g	niedrig	niedrig
Walnuss	7 g	niedrig	niedrig
Süßigkeiten			
1 Rippe (16,7 g) Bitterschokolade	8 g	niedrig	niedrig
100 g Bitterschokolade	46 g	niedrig	hoch
1 EL (15 g) Zucker, weiß	15 g	mittel	mittel
100 g Zucker, weiß	100 g	mittel	hoch
1 EL (15 g) brauner Rohzucker	15 g	mittel	mittel
100 g brauner Rohzucker	97 g	mittel	hoch
1 Stück (4,6 g) Dinkel-Vollkornkeks	2 g	niedrig	niedrig
100 g Dinkel-Vollkornkekse	52 g	niedrig	hoch
1 EL (15 g) Honig	11 g	niedrig	niedrig
100 g Honig	75 g	niedrig	hoch
1 Rippe (16,7 g) Milchschokolade	9 g	niedrig	niedrig
100 g Milchschokolade	54 g	niedrig	hoch

Quelle: Die Diabetes Fibel, Ingrid Kiefer und Michael Kunze, Kneipp Verlag

Der Zucker-Junkie – warum Zucker regelrecht süchtig machen kann

Industriell hergestellte Lebensmittel prägen unseren Geschmackssinn mit. Wenn unsere natürliche und evolutionsbedingte Vorliebe für Süßes dadurch in einen ungesunden Bereich katapultiert wurde, kann die natürliche Lust am harmonisierenden Geschmack rasch in eine Sucht abgleiten.

Warum Zucker regelrecht süchtig machen kann

Es gibt Tierversuchsstudien, die beschreiben, dass Zucker auf das Gehirn über das gleiche System wirkt wie Drogen. Ein Forscherteam der Princeton University New Jersey/USA hat eine enorme Zuckerabhängigkeit bei Ratten nachgewiesen, die nach einem Zuckerstopp an Entzugserscheinungen und Angstzuständen litten. Außerdem wurde anhand dieses Experimentes der Zusammenhang zwischen einer Sucht und der Produktion körpereigener Opioide beschrieben. Beim Verzehr von Zucker werden im Gehirn nämlich körpereigene Opioide ausgeschüttet, die jenen von bestimmten Drogen gleichen und im Belohnungszentrum des Gehirns ein Wohlgefühl auslösen. Opioide haben morphinähnliche Eigenschaften und können beruhigend, betäubend, schmerzstillend sowie entspannend wirken und sie sind zudem in der Lage, das Gehirn zu verändern. Das heißt, sinkt das Glücksgefühl, muss man bald erneut nach einem zuckerhaltigen Snack greifen.

Kurt Mosetter und seine Kollegen beschreiben in ihrem Buch „Zucker, der heimliche Killer" sehr eindrücklich, warum Zuckerkonsum tatsächlich in eine Sucht führen kann: Beim Verzehr von Süßigkeiten steigt auch der Dopaminspiegel. Dopamin ist ein wichtiger Neurotransmitter, der Gefühle, wie Lust, Freude und Glück in uns auslöst und als Triebkraft für das

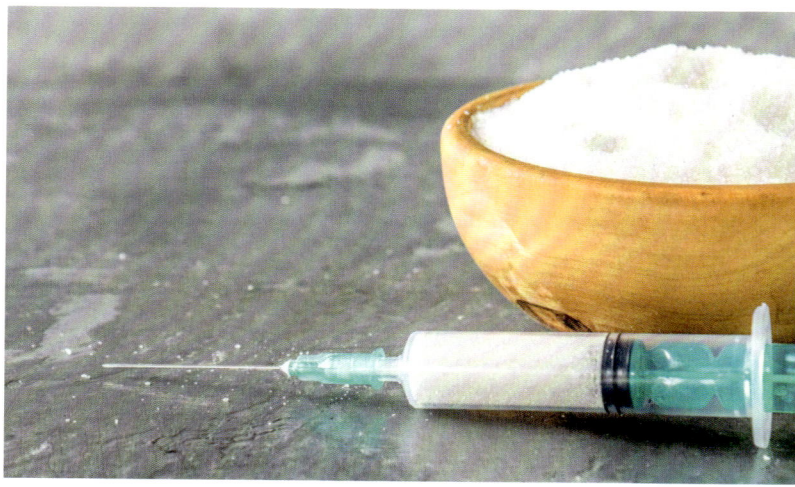

Zucker kann richtig süchtig machen.

Suchtverhalten gilt: Wir wollen diese positiven Erfahrungen immer wieder machen, negative möglichst vermeiden. Am höchsten ist die Dopaminkonzentration interessanterweise kurz vor dem Genuss einer Süßigkeit, also zum Beispiel beim Öffnen der Verpackung, womit die Gier auf das bevorstehende, lustbetonte Ereignis noch gesteigert wird. Nach dem ersten Bissen sinkt der Dopaminspiegel jedoch gleich wieder ab, das Bedürfnis nach mehr wird in Gang gesetzt und gleichzeitig ein Kreislauf, aus dem eine Sucht entstehen kann.

Im Gehirn wird jedes Mal Dopamin ausgeschüttet, wenn wir Nahrung zu uns nehmen – essen wir die gleiche Mahlzeit über mehrere Tage immer wieder, sinkt die Dopaminmenge bei jeder Mahlzeit. Dies soll bewirken, dass wir uns abwechslungsreich ernähren – wie bereits beim Phänomen „spezifisch sensorische Sättigung" erwähnt.

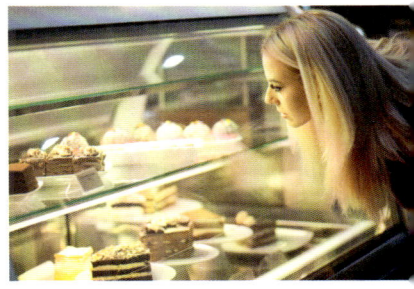

Heißhunger auf Süßes

Sind nun Menge und Häufigkeit der Zuckerzufuhr hoch, arbeitet das Belohnungszentrum auf Hochtouren und Zucker wird immer wieder verlangt.

Auch Serotonin trägt dazu bei, dass wir den Süßgeschmack so lieben. Es beeinflusst nicht nur unseren Schlaf-Wach-Rhythmus, sondern auch Appetit, Sexualleben, Ängste und Aggressionen. Bei einem ausreichend hohen Serotoninspiegel sind wir gut gelaunt, zufrieden und schlafen nachts tief und fest. Je niedriger der Serotoninspiegel ist, umso mieser ist unsere Stimmung, wir sind gereizter und weniger leistungsfähig. Ein Serotoninmangel spielt außerdem der Suchtentwicklung in ihre teuflischen Hände.

Die Vorstufe des Hormons ist die Aminosäure Tryptophan, die im Gehirn zu Serotonin umgewandelt wird. Tryptophan kommt in bestimmten Gemüsesorten, in Haferflocken, Walnüssen und auch im Kakao in größeren Mengen vor. Bevor aber daraus Serotonin gebildet werden kann, muss die Aminosäure ins Gehirn geschleust werden. Dazu muss sie zuerst die Blut-Hirn-Schranke überwinden und benötigt einen bestimmten Transporter. Tryptophan konkurriert in diesem Schritt mit anderen Aminosäuren, die bevorzugt transportiert werden. In Kombination mit Zucker sieht die Situation jedoch anders aus. Durch die Anregung der Bauchspeicheldrüse wird Insulin produziert, um den Blutzucker zu senken. Insulin hilft nicht nur dem Zucker, in die Zellen, sondern auch den Aminosäuren, in die Muskeln zu gelangen. Dadurch kann das Tryptophan „konkurrenzlos" mithilfe der Transporter ins Gehirn geschleust werden, wo es zu Serotonin umgewandelt wird. Somit kann einem ein Glas Milch mit Honig durchaus einmal in den Schlaf helfen. Doch auch hier gilt: Auf Dauer bewirkt ein zu hoher Zuckerkonsum das Absinken des Tryptophanspiegels im Blut. Zusätzlich besteht die Gefahr der Entwicklung einer Insulinresistenz.

Zu viele Süßigkeiten bewirken schließlich, dass Serotonin als Wohlfühlhormon in seiner Wirkung abgeschwächt wird. Es kommt also auch hier zu einem Teufelskreis und das Verlangen nach Zucker wird noch stärker.

Ersatzdroge Zucker

Es ist gut, zu wissen, warum die biochemischen Abläufe im Gehirn bei einem hohen Zuckerkonsum einer Drogensucht gleichen. Aber es kann auch lohnenswert sein, das eigene Essverhalten aus einem psycho-emotionalen Blickwinkel unter die Lupe zu nehmen.

Den süßen Geschmack bringen wir zumeist mit sehr positiven Emotionen in Verbindung. Wer wurde als Kind nicht mit einem Lolly beim Arzt belohnt oder mit Schokolade getröstet? Süß wird also in unserem emotionalen System oft gleichgesetzt mit Trost, Belohnung, Geborgenheit, Sicherheit und anderen positiven Gemütszuständen. Wenn wir hinterfragen, ob der Griff zu Schoko, Cremetorte & Co diese guten Gefühle tatsächlich auslöst, wird rasch klar: ganz im Gegenteil. Oft beginnt hier auch emotional ein Teufelskreis, denn häufig fühlen wir uns nach dem Genuss schuldig und brauchen umso mehr Trost und Geborgenheit.

Entspannung

Sehr häufig sehnen wir uns nach Entspannung, wenn wir zu oft zu viel Süßes in uns hineinstopfen. Hier lohnt es sich, das eigene Handlungsrepertoire Stück für Stück zu erweitern und entspannende Elemente auf anderen Ebenen in unser Leben zu integrieren. Gönnen Sie sich eine Massage, machen Sie einen Waldspaziergang, lassen Sie sich ein warmes Bad ein oder sehen Sie sich mit Ihrer besten Freundin einen guten Film an. Wandern, Laufen, Radfahren, Schwimmen, kreative Tätigkeiten wie Malen oder Schreiben, Musik hören und Musik machen, liebevoller Sex, Lesen, Gartenarbeit, Meditation – es gibt so viele Möglichkeiten, sich zu entspannen, doch häufig ist unser Repertoire sehr eingeschränkt.

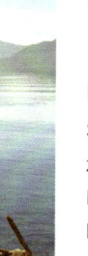

Nicht nur über Essen Entspannung suchen!

Achtsamkeit und Selbstmitgefühl
Eigene Bedürfnisse besser wahrnehmen lernen

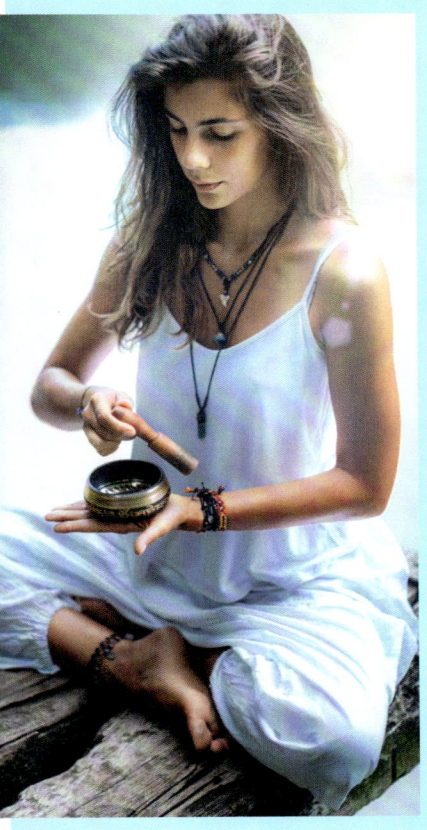

Achtsamkeit zu üben verhilft zu einem gesunden Lebensstil.

Wer lernen möchte, innezuhalten und seine Bedürfnisse besser wahrzunehmen (und dann auch entsprechende, dem Leben zugewandte Handlungen zu setzen), dem sei „Achtsamkeitstraining" empfohlen.

Achtsamkeit bedeutet, wahrzunehmen, was gerade ist, ohne es zu bewerten. Wer seine eigene Innenwelt, seine Handlungsimpulse, seine Bedürfnisse und seine Gefühle besser wahrnimmt und versteht, wird unbewussten und krankmachenden Routinen leichter auf die Schliche kommen. Untersuchungen haben gezeigt, dass Menschen, die beginnen, Achtsamkeit zu üben, insgesamt leichter zu einem gesünderen Lebensstil zurückfinden. Achtsamkeitsübungen tragen dazu bei, dass wir die Signale unseres Körpers besser erkennen und deuten lernen und dadurch automatisch zu einem gesünderen Essverhalten zurückkehren können. Die Achtsamkeitspraxis hilft auch dabei, sich besser entspannen zu lernen.

In der Zwischenzeit gibt es ein reichhaltiges Angebot an Kursen, Vorträgen, Beratungen und Literatur zu den Themen Achtsamkeit, Stressreduktion und Selbstmitgefühl. Ob ein achtwöchiger MBSR-Kurs („Mindful Based Stress Reduction"), ein MSC-Training („Mindful Self Compassion") oder Kurse und Bücher zum Thema „Achtsam essen" – das Internet und Ihre Buchhandlung sind ein großer Fundus an entsprechenden Angeboten.

Das Ausstiegsprogramm: sieben goldene Regeln

1. Zurück zur Natur

Ein möglichst naturnahes, selbst gekochtes Essen, das von Konservierungsstoffen, Geschmacksverstärkern und eben auch Zuckerzugaben aller Art verschont bleibt, ist die gesunde Basis für den Ausstieg aus der Zuckersucht – und gleichzeitig für ein gesundes Gewichtsmanagement

2. Gemüse, Gemüse und nochmals Gemüse

Den größten Anteil auf dem Teller sollte Gemüse haben – möglichst aus biologisch kontrollierter Landwirtschaft oder in vergleichbarer Qualität, also aus Omas Garten zum Beispiel. Wer regelmäßig zu süß schmeckendem Gemüse greift, wird automatisch weniger Heißhunger auf Süßes haben.

3. Kohlenhydrate je nach Bewegungsbilanz

Stellen Sie fest, wie viel Sie sich bewegen. Gehören Sie zu den Quirligen, die viel Sport betreiben und sich gerne „regen"? Oder sind Sie in Ihrer Freizeit ein Couch-Potato, der noch dazu eine sitzende Tätigkeit ausübt? Den Kohlenhydratanteil Ihrer Nahrung sollten Sie von Ihrem Bewegungspensum abhängig machen. Sind Sie viel in Bewegung, dann dürfen Brot, Nudeln, Kartoffeln & Co regelmäßig (am besten in vollwertiger Form) auf den Teller. Gehören Sie zu der großen Gruppe jener Menschen, die sich (zu) wenig bewegt, empfehlen wir Ihnen, diese Lebensmittel sparsamer in den Speiseplan einzubauen.

4. Richtige Flüssigkeitszufuhr

Durchschnittlich zwei bis drei Liter Flüssigkeit sollten wir täglich trinken (die nötige Menge variiert je nach Körpergröße). Dabei bedarf es allerdings einer klugen Auswahl, verstecken sich doch gerade in Getränken oft echte Zuckerfallen. Statt Softdrinks, Limo, Cola & Co empfehlen wir naturreines temperiertes oder heißes Wasser (je nach Jahreszeit), ungesüßte Kräuter- oder Gewürztees bzw. Kompottsäfte. Aromatische Rezepte dafür haben wir auf S. 122 und S. 123 für Sie zusammengestellt.

5. **Hilfe mit der TCM: Regelmäßig warmes, gekochtes Essen mit natürlich süßem Geschmack**

Wer sich die Jahrtausende alte Weisheit der Traditionellen Chinesischen Medizin zunutze machen möchte, um aus der Zuckersucht auszusteigen und auch überschüssige Kilos, Müdigkeit oder Verdauungsprobleme loszuwerden, isst regelmäßig warm und hält sich an Lebensmittel mit natürlich süßem Geschmack. Auf Industrienahrung wird verzichtet, die Mikrowelle wird gemieden und die Mahlzeiten werden aus hochwertigen und naturnahen Zutaten – am besten selbst und mit viel Liebe – gekocht.

6. **Der Mensch ist ein Gewohnheitstier! Daher: Step by step ... little by little ...**

Wir Menschen sind Gewohnheitstiere und es fällt uns oft nicht leicht, die Dinge von hundert auf null zu reduzieren. Eine mögliche Strategie ist, die Mengen langsam zurückzunehmen, den Zucker also „auszuschleichen". Die meisten Rezepte der süßen Küche kommen gut mit der Hälfte der ursprünglichen Menge aus. Auch im Lebensmittelhandel wird heute bereits darauf reagiert, dass gesundheitsbewusste Menschen ihre Zuckerzufuhr reduzieren möchten. Suchen Sie nach Produkten, die von Haus aus weniger Zucker enthalten und bauen Sie diese mehr und mehr in Ihren Speiseplan ein.

7. **Achtsamkeit als Schlüssel zum Genuss ohne Reue**

Lernen Sie, in sich hineinzuhören und sich für Ihre Bedürfnisse ausreichend Zeit zu nehmen. Häufig versuchen wir, mittels Zucker & Co ein Verlangen zu stillen, das in Wahrheit fernab von kalorischen Lösungsmöglichkeiten liegt.

10.

Rezepte

Die Mengenangaben gelten stets für zwei Personen.

Auf den folgenden Seiten finden Sie eine Auswahl an Rezepten, die einen hohen Gemüse- bzw. Obstanteil mit viel natürlicher Süße bieten. Auch ein paar leichte Fisch- und Fleischgerichte, Anregungen für naturbelassene Desserts und erfrischende zuckerfreie Getränkealternativen sind dabei.

Und auf den Seiten 124 und 125 haben wir für alle, die aus der Zuckersucht aussteigen und gleichzeitig ein paar Kilos verlieren wollen, einen 14-Tage-Abnehmplan zusammengestellt. Guten Appetit!

FRÜHSTÜCKSIDEEN

Schnelles Vollkornbrot

ZUTATEN

400 g Dinkel
100 g Buchweizen
3 TL Salz
2 TL Apfelessig
je 70 g Leinsamen, Sesam, Sonnenblumenkerne
1 Würfel Hefe (Germ)
500 ml lauwarmes Wasser
Etwas Fett für die Form

ZUBEREITUNG

1. Dinkel und Buchweizen zu feinem Mehl mahlen (oder bereits gemahlenes Getreidemehl verwenden) und mit Salz, Apfelessig und ganzen Samen mischen.

2. Hefe in Wasser auflösen und in der Küchenmaschine mit dem Mehlgemisch verrühren.

3. Die Masse in eine gefettete große Kastenform (oder in zwei kleine) füllen und sofort (keine Gehzeit!) im vorgeheizten Ofen ca. 1 Stunde bei 220 °C backen.

Variationen

Dieses praktische und vor allem schnelle Brotrezept ist sehr wandelbar – ob mit gerösteten Zwiebeln, geriebenen Karotten, diversen Gewürzen (Koriandersamen, Kümmel, Anis etc.), aus reinem Dinkelvollkornmehl, einer Mehlmischung aus verschiedenen Getreidesorten oder einfach pur ohne Samen oder Gewürze – – man kann rasch nach eigenen Vorlieben eine Lieblingsversion des Brotes kreieren.

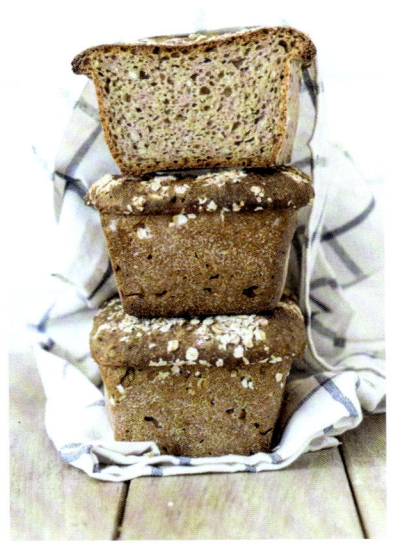

FRÜHSTÜCKSIDEEN

Haferflocken-Variationen

Wärmender Hafer-Apfel-Brei mit Gojibeeren und Mandeln

ZUTATEN

100 g Haferflocken
1 Handvoll Gojibeeren
1 Apfel (oder anderes Obst der Saison)
1 EL Rosinen
1 Prise Zimt, gemahlen
1 Prise Gewürznelken, gemahlen
1 Prise Salz
1 Handvoll Mandelsplitter
Optional: 1 TL Honig und/oder
1 Schuss Sahne (Obers)

ZUBEREITUNG

1. Haferflocken und Gojibeeren mit kochendem Wasser aufgießen.

2. Apfel schälen und in kleine Würfel schneiden. Rosinen, Apfelwürfel, etwas Zimt, gemahlene Gewürznelken und Salz zu den Haferflocken geben. Auf kleiner Flamme 5 Minuten dünsten. Immer wieder umrühren.

3. Nach Geschmack mit wenig Honig süßen, eventuell Sahne beifügen und mit gehackten Mandelsplittern bestreuen.

Overnight Oats

ZUTATEN

100 g Haferflocken
½ Handvoll Rosinen (oder andere Trockenfrüchte, in kleine Stücke geschnitten)
1 Prise Salz
1 Klecks Joghurt oder 1 Schuss Milch/Sahne (Obers)/Kokosmilch
1 Handvoll Obst
Nüsse nach Geschmack
Gewürze wie Zimt, Koriander, Nelken, Ingwer, Kurkuma etc.

ZUBEREITUNG

1. Haferflocken mit dem Trockenobst vermischen, Salz beifügen und alles mit Wasser bedecken. Über Nacht durchziehen lassen.

2. In der Früh kurz erwärmen und nach Bedarf mit Joghurt oder Milch/Sahne/Kokosmilch, frischem Obst, Nüssen und Gewürzen nach Geschmack verfeinern.

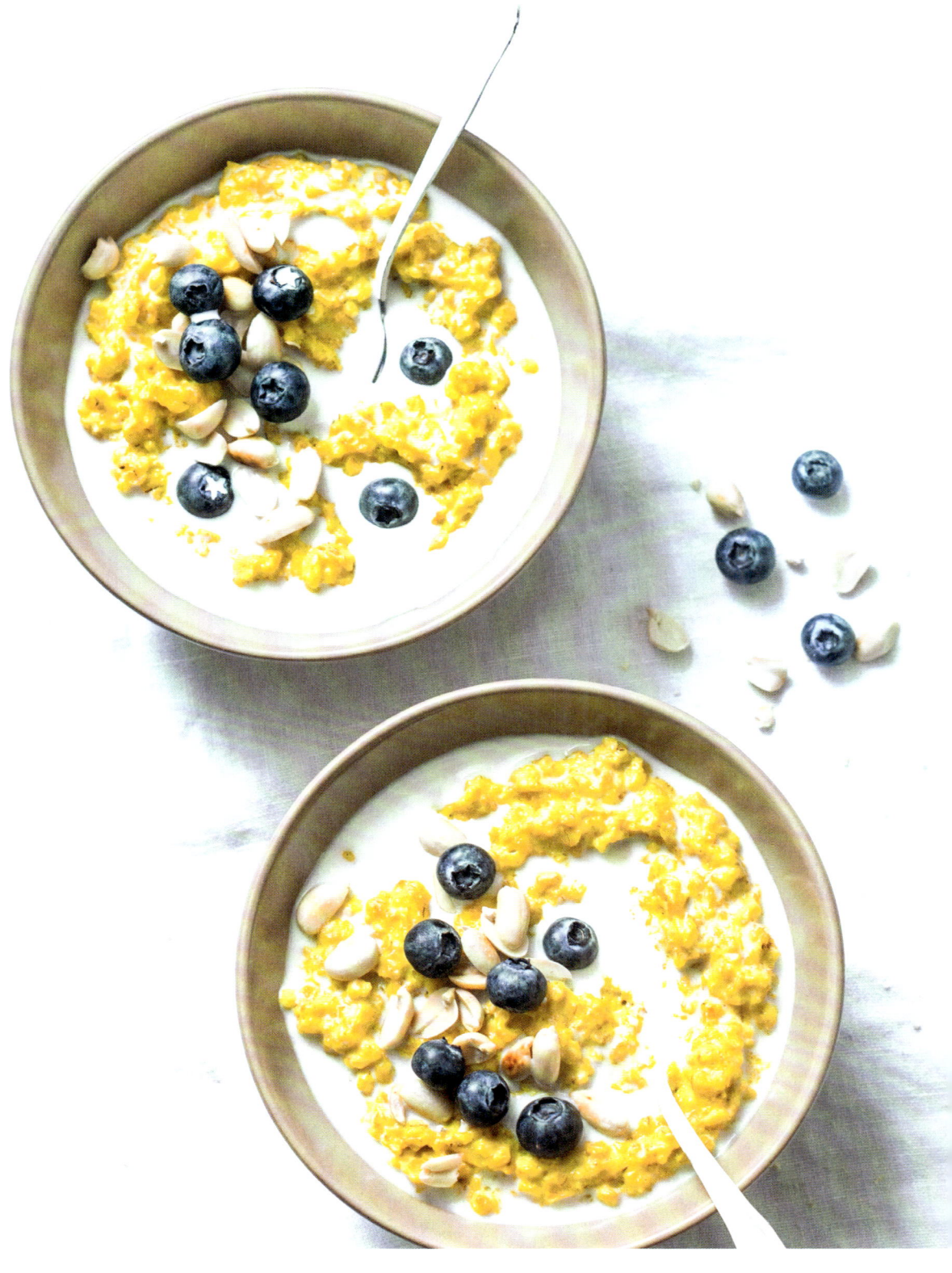

FRÜHSTÜCKSIDEEN

Haferflocken-Variationen

Pikanter Curry-Haferbrei

ZUTATEN

1 TL Kümmelsamen
1 TL Anissamen
1 TL Fenchelsamen
500 ml heißes Wasser
2 Frühlingszwiebeln
1 Knoblauchzehe
1 kleines Stück Ingwer
1 EL Kokosöl
1 TL Currypulver
8 EL feinblättrige Haferflocken
1 Schuss Sojasauce
Schwarzer Pfeffer
1 TL schwarzer Sesam

Wenn es einmal sehr schnell gehen muss, kann Porridge auch sehr rasch, zum Beispiel in der Früh im Büro, für die nächste Pause zubereitet werden. Dazu zart schmelzende, feinblättrige Haferflocken verwenden, mit kochend heißem Wasser aufgießen und mindestens 30 Minuten ziehen lassen. Nach Geschmack würzen, eventuell mit Nüssen oder Samen bestreuen und als Power-Snack genießen.

ZUBEREITUNG

1. Kümmel, Anis und Fenchelsamen in einen Teefilter füllen und mit heißem Wasser aufgießen. 10–15 Minuten ziehen lassen.

2. In der Zwischenzeit Frühlingszwiebeln putzen, Knoblauch und Ingwer schälen und beides fein hacken.

3. Kokosöl in einem kleinen Topf erhitzen, die zerkleinerten Zutaten beifügen, kurz anrösten, Curry beifügen, kurz mitrösten, Haferflocken dazugeben und alles mit dem Kümmel-Anis-Fencheltee aufgießen. Auf kleiner Flamme so lange aufkochen, bis die Haferflocken weich sind und ein Brei entstanden ist. Je nach gewünschter Flüssigkeitskonsistenz etwas mehr oder weniger Tee oder heißes Wasser zufügen.

4. Mit Sojasauce und schwarzem Pfeffer abschmecken. In Schüsseln füllen und mit schwarzem Sesam bestreut warm zum Frühstück genießen.

Variationen
Variieren Sie den pikanten Haferbrei mit Gemüsesuppe und verwenden Sie statt Curry Paprikapulver, Zwiebel und/oder mediterrane Gewürze.

FRÜHSTÜCKSIDEEN

Haferflocken-Variationen

Schnelles Bananen-Haferflocken-Frühstück

ZUTATEN

2 reife Bananen
1 EL Butter
6 EL Haferflocken
2 TL Sesam

ZUBEREITUNG

1. Die Bananen schälen und mit einer Gabel auf einem Teller zerdrücken. Die Butter in einer Pfanne schmelzen.

2. Haferflocken und Sesam darin leicht anrösten, über die zerdrückten Bananen geben und genießen.

Variationen

Alternativ zu Sesam können auch Leinsamen oder Sonnenblumenkerne verwendet werden. Wer es noch fruchtiger mag, verfeinert das schnelle Frühstück noch mit Heidelbeeren oder anderem Obst der Saison.

FRÜHSTÜCKSIDEEN

Aufstrich-Variationen

Karottenaufstrich auf türkische Art

ZUTATEN

3 Karotten
1 Knoblauchzehe
1 EL Dill
1 TL Petersilie
1 TL Minze, getrocknet
200 g Schafskäse
2 EL festes Joghurt
Olivenöl extra vergine
1 Bio-Zitrone
Meersalz
Schwarzer Pfeffer aus der Mühle

ZUBEREITUNG

1. Karotten schälen und weich dämpfen.

2. Knoblauch schälen, vom Keimling befreien und fein hacken. Die Kräuter waschen, verlesen und fein hacken.

3. Den Schafskäse mit den gekochten Karotten, dem Joghurt und 1 Schuss Olivenöl mit dem Stabmixer oder in der Küchenmaschine zu einem Aufstrich zerkleinern.

4. Mit etwas Saft und Schalenabrieb einer Bio-Zitrone, den Kräutern, Salz und Pfeffer aromatisieren.

Kakao-Dattel-Aufstrich

ZUTATEN

1 kleine reife Banane
40 g Datteln, getrocknet
150 g Esskastanien (Maroni), gekocht und geschält
2 EL Kakaopulver
40 g Butter
1 EL Haselnussmus
1 TL Zimt, gemahlen

ZUBEREITUNG

1. Die Banane schälen, mit einer Gabel zerdrücken. Die Datteln grob zerkleinern, mit der zerdrückten Banane und den restlichen Zutaten mit dem Zerkleinerungsstab fein pürieren.

2. Den Aufstrich in ein Glas mit Schraubverschluss füllen und im Kühlschrank aufbewahren. Innerhalb von 2 Wochen verbrauchen.

Variationen

Anstelle von Haselnussmus kann der Aufstrich auch mit anderen Nussmussorten zubereitet werden (Mandelmus, Cashewnussmus etc.). Wer kein Nussmus zur Hand hat, kann stattdessen 50 g Butter und gemahlene Nüsse verwenden.

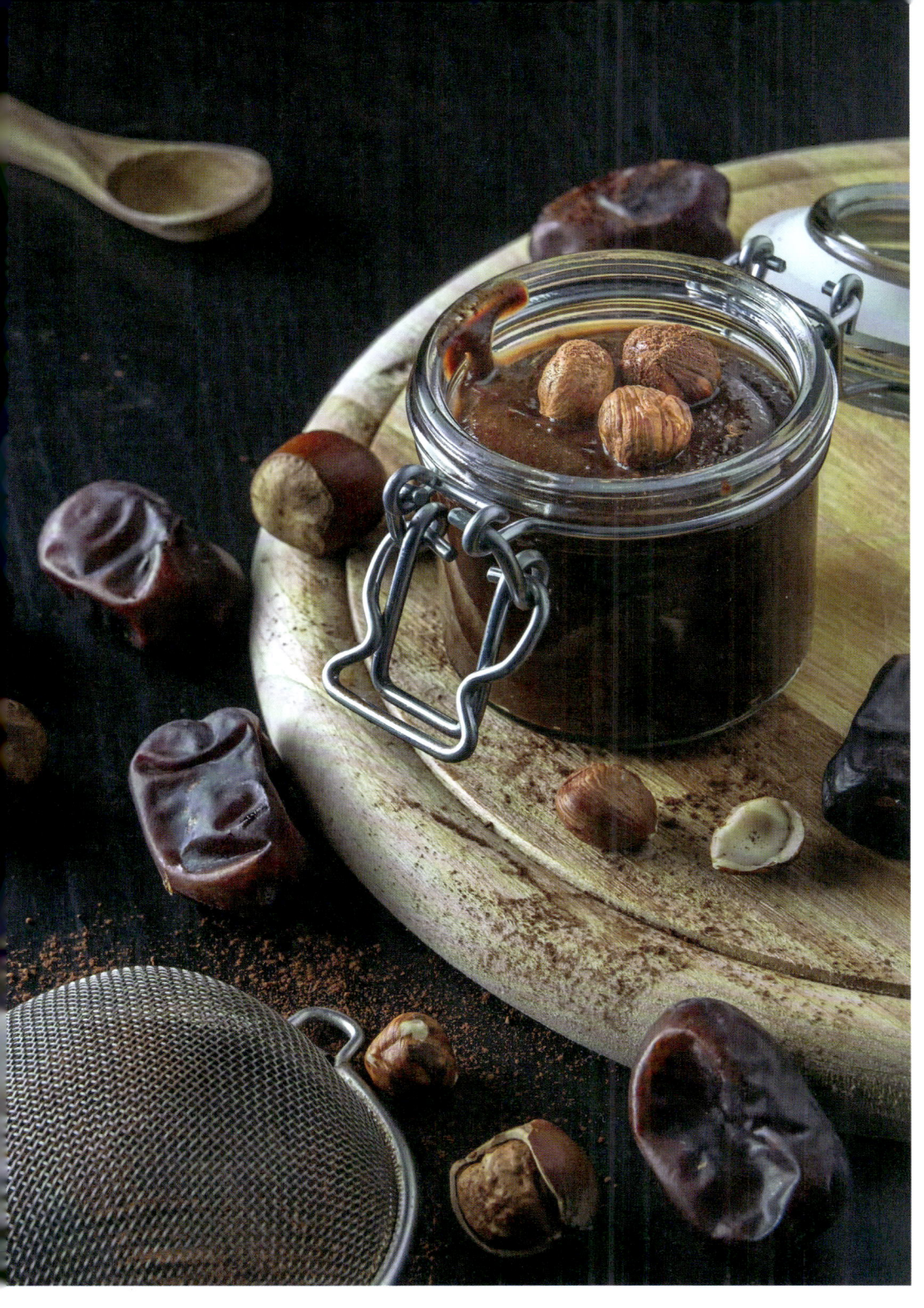

REZEPTE

MITTAGS ODER ABENDS

Zwiebel-Rührei mit Vanille

ZUTATEN

1 Zwiebel
1 Schuss Olivenöl extra vergine
4 Bio-Eier
Mark von ½ Vanilleschote
Salz
Pfeffer aus der Mühle

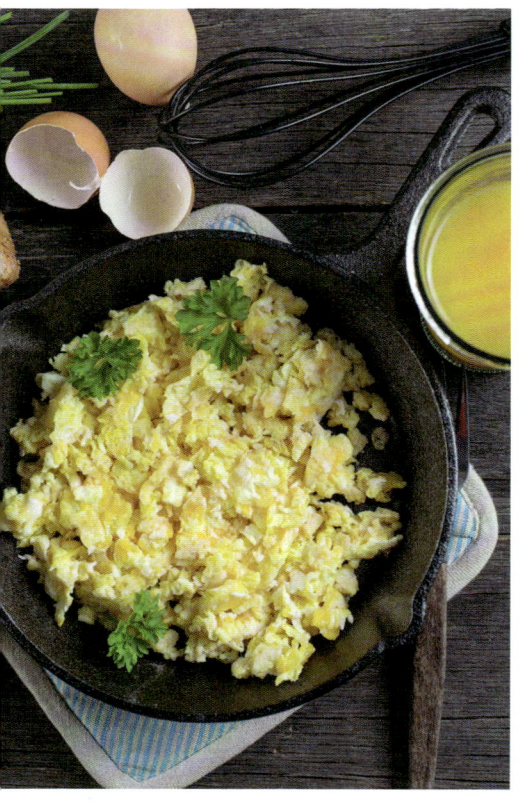

ZUBEREITUNG

1. Zwiebel schälen und in Streifen schneiden.

2. Olivenöl in einer Bratpfanne erhitzen und die Zwiebel darin ansautieren.

3. Die Eier mit dem Vanillemark verquirlen und mit Salz und Pfeffer würzen.

4. Nun die Ei-Masse in die sautierte Zwiebel einrühren und kurz braten, bis das Ei stockt. Achtung: Dazu sollte die Herdplatte nicht zu heiß sein, damit das Rührei nicht zu hart wird. Sofort servieren!

Variationen

Diese Kombination können Sie auch als Omelett zubereiten: Dazu vermischen Sie die sautierte Zwiebel mit den verquirlten und gewürzten Eiern und rühren zusätzlich 2 EL Dinkel-Vollkornmehl und 2 EL Milch in die Masse. In eine erhitzte, geölte Pfanne gießen und die Masse stocken lassen, ohne umzurühren.
Variieren Sie auch mit den Gewürzen: Verwenden Sie statt Vanille Kardamom.

MITTAGS ODER ABENDS

Gebratene Champignons mit Knoblauch und Käse

ZUTATEN

250 g Champignons
1 Knoblauchzehe
1 Stück Hartkäse (Parmesan, Bergkäse o. Ä.)
1 kleiner Bund Petersilie
1 Schuss Olivenöl extra vergine
Salz
Pfeffer aus der Mühle

ZUBEREITUNG

1. Champignons putzen und je nach Größe halbieren oder vierteln. Knoblauch schälen und fein hacken. Den Käse grob reiben. Petersilie waschen und fein hacken.

2. Das Olivenöl in einer Pfanne erhitzen und die Champignons darin braten.

3. Gegen Ende der Garzeit den gehackten Knoblauch und die Petersilie unterrühren, mit Salz und Pfeffer würzen, den Käse darüberstreuen, kurz zudecken und bei kleiner Hitze so lange garen, bis der Käse geschmolzen ist.

Die Champignons schmecken **zum Frühstück oder als Vorspeise** mit Dinkeltoast.

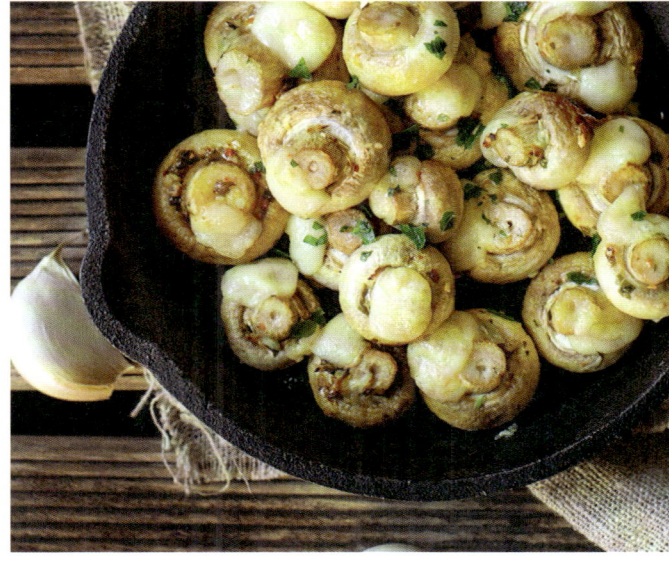

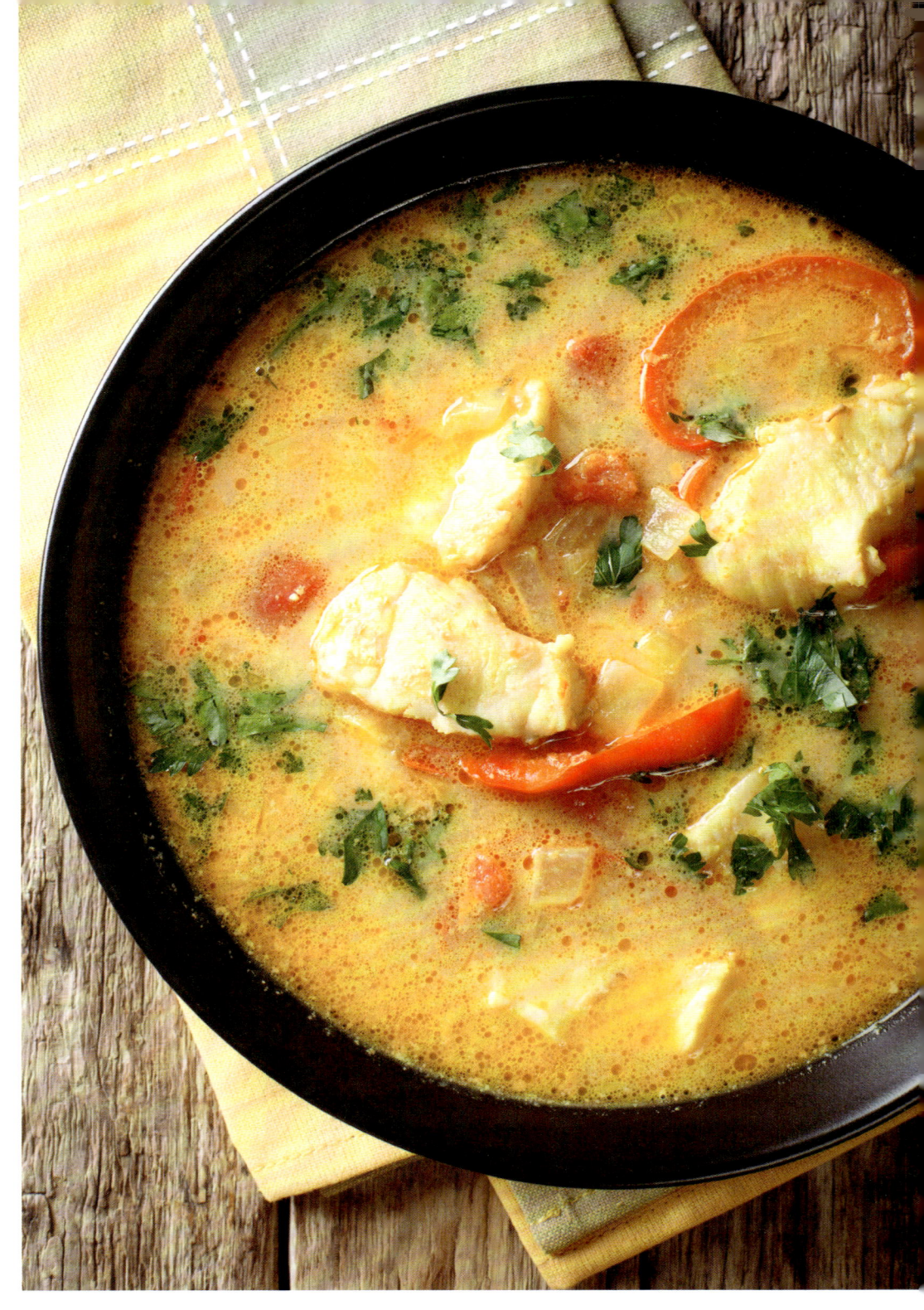

MITTAGS ODER ABENDS

Fisch und Geflügel

Welscurry mit rotem Paprika

ZUTATEN

400 g Wels oder anderer Fisch
1 roter Paprika
250 ml Bio-Kokosmilch
1 EL gelbe Currypaste
1 Bio-Limette
1 Spritzer thailändische Fischsauce
(alternativ Salz)
Schwarzer Pfeffer aus der Mühle
1 Bund Koriander

Für die selbst gemachte Currypaste:
2 TL Kurkuma
½ EL Koriandersamen
½ TL schwarze Pfefferkörner
½ Chili, entkernt
7 Schalotten
4 Knoblauchzehen
1 dicke Scheibe Ingwer
Saft von ½ Limette
2 EL Kokosöl

Currypasten

kann man im Asialaden oder Reformhaus fertig kaufen oder auch ganz einfach selber machen. Hier ein schnelles Rezept für eine gelbe Currypaste.

ZUBEREITUNG

1. Für die Currypaste alle Zutaten in der Küchenmaschine oder im Mörser zu einer cremigen Paste verarbeiten. Die Paste in Schraubgläser füllen und bei Bedarf verwenden. Hält im Kühlschrank mehrere Wochen.

2. Den Fisch in mundgerechte Stücke schneiden. Paprika von Stiel, Seitenwänden und Kernen befreien und in Ringe oder Streifen schneiden.

3. Den festen Teil der Kokosmilch in einer Pfanne oder im Wok erhitzen. Die Currypaste darin anbraten, bis sie Blasen wirft. Mit der restlichen Kokosmilch aufgießen.

4. Die Paprikastreifen und Fischstücke in der Kokosmilch garen, mit etwas Schalenabrieb und Saft einer Bio-Limette, Fischsauce und schwarzem Pfeffer abschmecken.

5. Koriander abzupfen und hacken. Das Fischcurry mit Koriander bestreut servieren. Dazu passt Basmatireis.

Variationen

Sowohl Fisch als auch Gemüse können variiert werden. Verwenden Sie Zucchini, Erbsen, Karotten oder Kohl in Kombination mit unterschiedlichen Fischarten.

Fisch und Geflügel

Risipisi von der Pute

ZUTATEN

1 Zwiebel
1 Knoblauchzehe
Olivenöl extra vergine
1 EL mildes Paprikapulver
1 EL Tomatenmark
125 g Vollkorn-Langkornreis
Wasser oder Gemüsesuppe
1 TL Kümmel, gemahlen
150 g Bio-Putenbrust
100 g Tiefkühl-Erbsen
Salz
Pfeffer aus der Mühle
Frische Blüten oder Kräuter zum Dekorieren

ZUBEREITUNG

1. Zwiebel und Knoblauch schälen und in Olivenöl goldgelb braten. Paprika und Tomatenmark dazugeben und kurz mitbraten.

2. Reis waschen, beifügen und nach Packungsanleitung mit rund der doppelten Menge Wasser oder Suppe aufgießen. Gemahlenen Kümmel beifügen, aufkochen und anschließend auf kleinster Flamme rund 1 Stunde (je nach Reissorte) weich dünsten.

3. Das Putenfleisch in kleine Würfel schneiden. Das Fleisch 20 Minuten vor Ende der Garzeit beifügen, alles gut durchrühren und mit Salz und Pfeffer abschmecken.

4. Wenige Minuten vor dem Anrichten die tiefgekühlten Erbsen untermischen, alles nur noch so lange garen, bis die Erbsen heiß sind.

5. Mit frischen Blüten oder Kräutern dekorieren und heiß servieren.

MITTAGS ODER ABENDS

Fisch und Geflügel

Herzhaftes Hühnergulasch

ZUTATEN

400 g Hühnerfleisch von den Oberkeulen
Salz
Pfeffer aus der Mühle
1 Zwiebel
2 Knoblauchzehen
1 roter Paprika
1 Handvoll Petersilie
Olivenöl extra vergine (zum Braten)
1 TL Kümmel, ganz
1 TL mildes Rosenpaprikapulver
1 TL geräuchertes spanisches Paprikapulver
1 Klecks Tomatenmark
1 Schuss Rotwein
100 ml Hühnersuppe
50 ml Sahne (Obers)
1 EL saure Sahne (Sauerrahm)
1 TL Majoran

ZUBEREITUNG

1. Das Hühnerfleisch in mundgerechte Würfel schneiden. Mit Salz und Pfeffer würzen.

2. Zwiebel und Knoblauch schälen und fein hacken. Paprika von Kernen und Seitenwänden befreien. Petersilie waschen und fein hacken.

3. Zwiebel und Knoblauch in Olivenöl anrösten, bis sie leicht gebräunt sind, Kümmel und Paprikapulver beifügen, rösten, etwas Tomatenmark beifügen und alles gut durchrösten. Mit Rotwein und Suppe ablöschen, das Fleisch dazugeben und köcheln lassen.

4. Sahne und saure Sahne verrühren und zum Fleisch geben, Majoran beifügen und nun alles weich dünsten.

5. Roten Paprika in Streifen schneiden und in Olivenöl braten. Gehackte Petersilie beifügen und ebenfalls in Olivenöl braten.

6. Das Rotwein-Hühnergulasch in tiefen Tellern anrichten und mit den gebratenen Paprikastreifen und der gerösteten Petersilie bestreut heiß servieren.

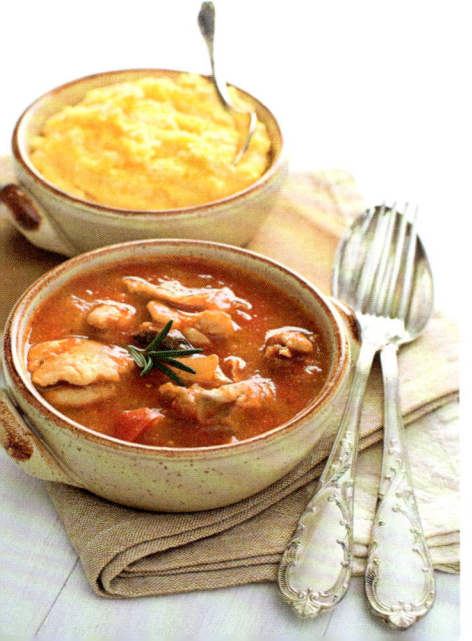

Dazu passen **Polenta und ein knackiger Blattsalat.**

MITTAGS ODER ABENDS

Fisch und Geflügel

Kräuterlachs mit Wermut am bunten Gemüsebett

ZUTATEN

300 g Lachsfilet
1 Bio-Zitrone
2 EL Olivenöl
3 Stängel Dill
3 EL Kerbel
1 Stängel Estragon
1 Schuss Wermut
Salz und Pfeffer
200 g Champignons
1 roter Paprika
1 Zucchini
1 Stange Lauch
100 g Kirschtomaten
1 rote Zwiebel
2 Knoblauchzehen
1 EL Olivenöl
Thymian, frisch oder getrocknet
Chili- und Paprikapulver

Variationen

Je nach Saison können andere Gemüsesorten verwendet werden – besonders gut schmeckt es mit Fenchel, Karotten und Zwiebel. Optional können auch Kartoffelscheiben im Backofen mitgebraten werden.

ZUBEREITUNG

1. Den Backofen auf 200 °C vorheizen. Den Lachs kalt abspülen und trocken tupfen. Die Zitrone heiß waschen, abtrocknen und halbieren. Eine Hälfte in dünne Scheiben schneiden, den Saft der anderen Hälfte auspressen.

2. Ein Backblech mit Backpapier auslegen und mit 1 EL Öl ausstreichen. Die Kräuter waschen, trocken schütteln und hacken. Den Lachs auf das Backblech legen, mit 1 EL Zitronensaft und nach Belieben mit Wermut beträufeln, salzen und pfeffern. Die gehackten Kräuter darüberstreuen und leicht andrücken, mit Zitronenscheiben überlappend belegen.

3. Champignons putzen, Paprika und Zucchini waschen und in Stücke schneiden. Lauch ebenfalls abwaschen und in Ringe schneiden. Kirschtomaten waschen, die rote Zwiebel und die Knoblauchzehen schälen und in grobe Stücke schneiden.

4. Das Gemüse in eine Schüssel geben mit 1 EL Olivenöl, Salz, Pfeffer, etwas Thymian (frisch oder getrocknet), etwas Chili und etwas Paprikapulver gut vermengen und anschließend gleichmäßig um den Lachs verteilen.

5. Im vorgeheizten Backofen auf mittlerer Schiene rund 20 Minuten backen.

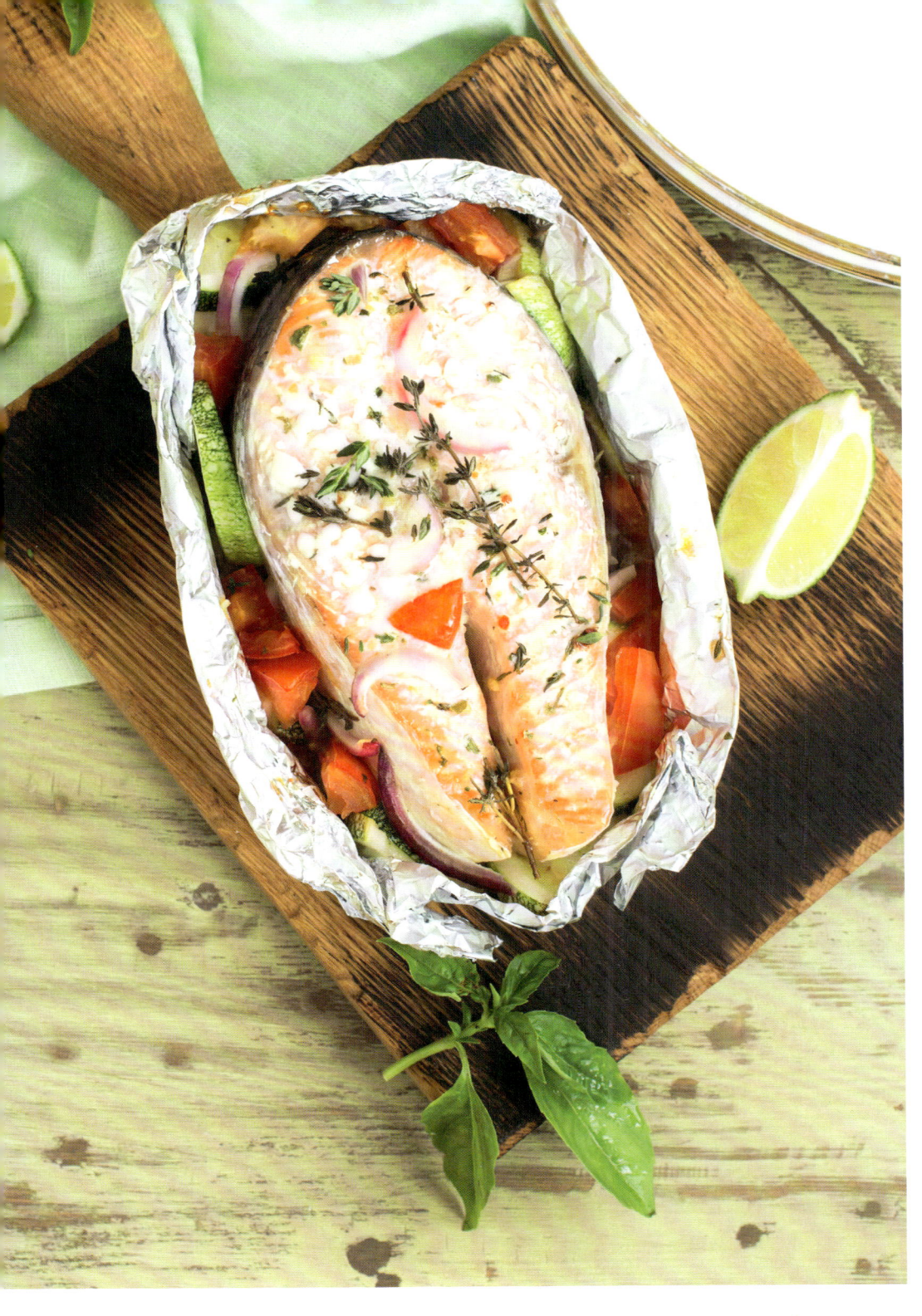

MITTAGS ODER ABENDS

Fisch und Geflügel

Bunter Sommersalat mit Huhn, Heidelbeeren und Mandeln

ZUTATEN

1 Handvoll frischer Rucola
1 Karotte
Salz und Pfeffer
1 Schuss Olivenöl extra vergine
1 Bio-Zitrone
100 g Feta
1 Bio-Hühnerbrust
3 Knoblauchzehen
100 g Heidelbeeren
1 Handvoll Mandeln, geschält
1 TL Sesam
1 Schuss Olivenöl
Rosa Pfefferkörner

ZUBEREITUNG

1. Rucola verlesen, waschen und trocken tupfen. Karotte schälen und mit dem Sparschäler in dünne Streifen schneiden, mit dem Rucola vermengen. Das Gemüse mit Salz, Pfeffer, Olivenöl und Zitrone etwas marinieren und auf einem flachen Teller auflegen. Feta in Würfel schneiden. Die Hühnerbrust in mundgerechte Stücke schneiden. Knoblauch schälen und in Scheiben schneiden.

2. Hühnerstücke in einer Pfanne mit etwas Olivenöl kurz scharf anbraten. Aus der Pfanne nehmen und auf dem Salat drapieren. In der gleichen Pfanne den Knoblauch knusprig braten – Vorsicht, dass er nicht verbrennt!

3. Nun den gebratenen Knoblauch und den Feta sowie die Heidelbeeren, Mandeln und den Sesam ebenfalls auf dem Salat verteilen. Alles noch mit 1 Spritzer Olivenöl und gemörserten rosa Pfefferkörnern aromatisieren. Lauwarm servieren.

Variationen

Je nach verfügbarem Obst und Gemüse können Sie nach Herzenslust variieren. Verwenden Sie statt Heidelbeeren Granatapfelkerne oder Aprikosenstücke und statt Rucola Radicchio oder Endiviensalat.

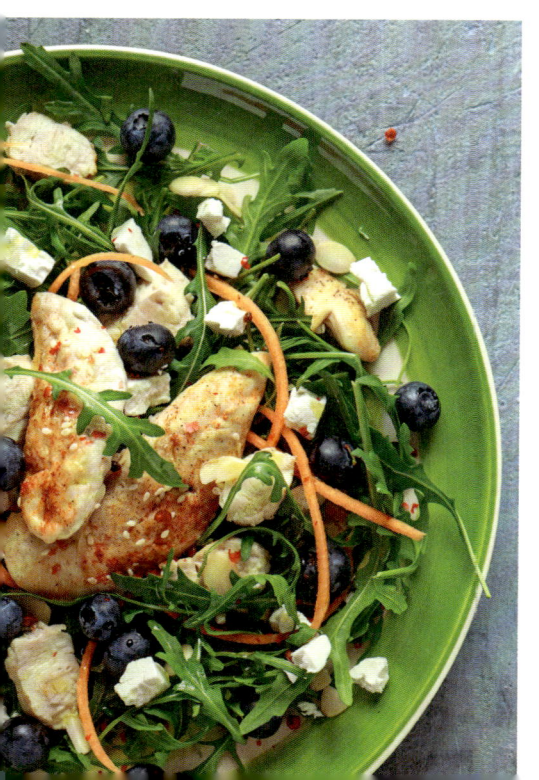

NIE MEHR ZUCKER-JUNKIE!

MITTAGS ODER ABENDS

Vegetarische Hauptspeisen

Mangoldknödel

ZUTATEN

400 g Mangold, bevorzugt ohne Stiele
Olivenöl extra vergine
100 g Magerquark (Magertopfen)
1 Ei
30 g Bergkäse, gerieben
Salz
1 Prise Muskatnuss
150 g Dinkelvollkornmehl
Parmesan

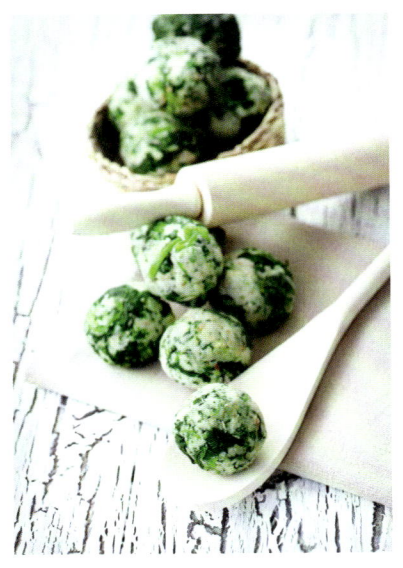

ZUBEREITUNG

1. Die Mangoldblätter hacken und in 1 TL Olivenöl anschwitzen, bis die Blätter zusammenfallen.

2. Den Quark mit dem Ei und dem Bergkäse mischen und mit Salz und Muskatnuss würzen. Zuerst die Mangoldblätter mit der Quarkmasse mischen, dann das Mehl unterkneten. Die Knödelmasse 30 Minuten rasten lassen.

3. 2 l Salzwasser in einem großen Topf zum Kochen bringen. Mit einem Esslöffel Knödel abstechen und mit feuchten Händen formen. Im kochenden Wasser so lange ziehen lassen, bis die Knödel an der Oberfläche schwimmen (dauert circa 10 Minuten).

4. Die Knödel abseihen und mit Olivenöl und Parmesan servieren.

Variationen
Statt Mangold können Sie auch Blattspinat, Brennnessel oder andere Spinatsorten wie Malabarspinat oder Neuseeländer Spinat verwenden.

> Dazu schmeckt besonders gut ein **Rote-Bete-Salat!**

MITTAGS ODER ABENDS

Vegetarische Hauptspeisen

Ofenkürbis-Salat mit Schafskäse, Rucola und Walnüssen

ZUTATEN

1 mittelgroßer Hokkaido-Kürbis
1 Schuss Olivenöl extra vergine
1 TL Koriander, gemahlen
1 Handvoll Walnüsse, ausgelöst und gehackt
150 g Schafskäse
100 g Rucola
1 Bio-Zitrone
Salz
Pfeffer aus der Mühle

ZUBEREITUNG

1. Kürbis halbieren, die Kerne entfernen und in Spalten oder Würfel schneiden. Mit Öl beträufeln, mit gemahlenem Koriander bestreuen und etwas salzen. Im Backofen bei 180 °C 30 Minuten backen.

2. In der Zwischenzeit die Walnüsse in einer Pfanne ohne Fett rösten, bis sie duften.

3. Anschließend den gebackenen Kürbis mit Schafskäse, Rucola und gehackten Walnüssen vermengen, mit Salz, Pfeffer und etwas Saft und Schale einer Bio-Zitrone abschmecken und lauwarm servieren.

Variationen

Nach dem gleichen Prinzip können Zucchini, Melanzani, Kartoffeln oder Süßkartoffeln im Ofen zubereitet und anschließend mit verschiedenen Blattsalaten und Nüssen als bunter, warmer Salat serviert werden.

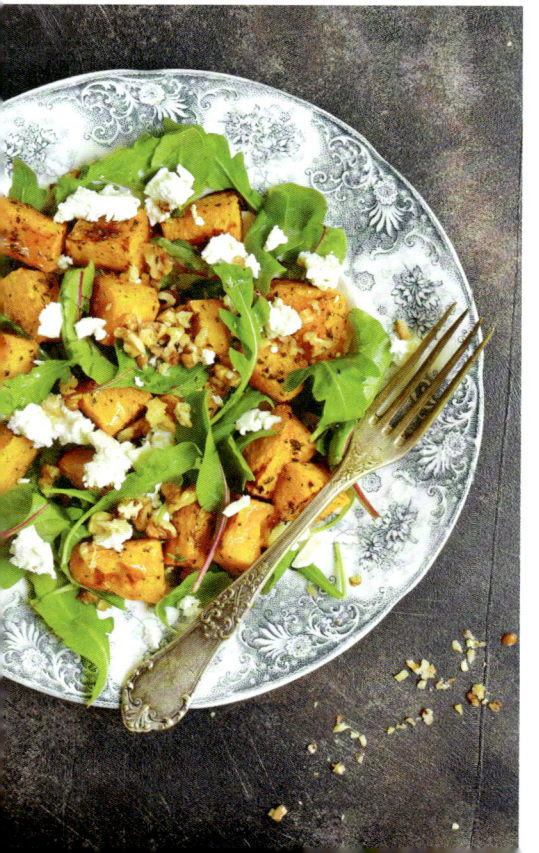

NIE MEHR ZUCKER-JUNKIE!

MITTAGS ODER ABENDS

Vegetarische Hauptspeisen

Vegetarischer Borschtsch

ZUTATEN

750 ml Gemüsesuppe
1 Lorbeerblatt
½ Zwiebel
1 Knoblauchzehe
½ kleiner Weißkohlkopf (Weißkrautkopf)
1 festkochende Kartoffel
1 kleine Karotte
1 kleine Rote Bete (Rote Rübe)
1 Tomate
1 EL Butterschmalz
1 Spritzer Essig
2 Kleckse saure Sahne (Sauerrahm)
½ Bund Dill
Salz und Pfeffer aus der Mühle

ZUBEREITUNG

1. Die Gemüsesuppe mit dem Lorbeerblatt, der Zwiebel (samt Schale), dem Knoblauch (samt Schale) und Salz aufkochen.

2. Vom Weißkohl den Strunk entfernen. Das Kraut feinnudelig schneiden oder hobeln. Kartoffel, Karotte und Rote Bete schälen. Karotte und Rote Bete grob raspeln oder in kleine Stücke schneiden. Kartoffel in mundgerechte Stifte schneiden. Kartoffelstifte und Kohl in die Suppe geben und rund 15 Minuten kochen.

3. Von der Tomate den grünen Strunk und die Kerne entfernen, in Würfelchen schneiden.

4. In der Zwischenzeit Butterschmalz in einer Pfanne erhitzen und die Roten Beten bei schwacher Hitze rund 15 Minuten andünsten. Tomaten und 1 Spritzer Essig beifügen und noch etwas weiterdünsten. Anschließend die Karotte beifügen und abermals etwas weiterdünsten. Das geröstete Gemüse nun zur Suppe geben und mit Salz und Pfeffer abschmecken.

5. Die Suppe in Schüsseln füllen, mit je 1 Klecks saurer Sahne und gehacktem Dill servieren.

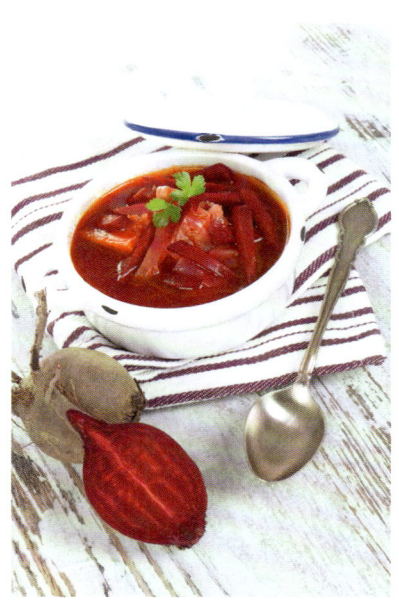

> Von dieser Suppe **gleich eine größere Portion kochen** und im Kühlschrank mehrere Tage aufbewahren oder in Schraubgläsern einmachen. Schmeckt auch als warmes Frühstück hervorragend.

Vegetarische Hauptspeisen

Gebackene Hirselaibchen mit Chicorée und Schnittlauch-Dip

ZUTATEN

75 g Hirse
150 g Gemüsesuppe
½ Fenchelknolle
1 Karotte
1 Knoblauchzehe
Olivenöl extra vergine
1 Ei
35 g Parmesan
1 Handvoll Petersilie
1 Prise Muskatnuss
Salz und Pfeffer
1 Chicorée

Für den Dip:
1 Bund Schnittlauch
1 Becher saure Sahne (Sauerrahm)
Salz
Pfeffer aus der Mühle

ZUBEREITUNG

1. Hirse mit heißem Wasser überbrühen und waschen. Anschließend in der doppelten Menge Suppe weich dämpfen.

2. Fenchel waschen und klein schneiden. Karotte schälen und grob raspeln. Knoblauch schälen und fein hacken. Das Gemüse mit etwas Olivenöl kurz in der Pfanne ansautieren.

3. Die gedämpfte Hirse etwas überkühlen lassen und mit dem sautierten Gemüse vermischen. Ei unterrühren und Parmesan hineinreiben. Petersilie hacken und beifügen. Mit Muskat, Salz und Pfeffer abschmecken.

4. Nun kleine Laibchen formen, mit Olivenöl beträufeln und im vorgeheizten Backofen bei 200° C 25 Minuten backen.

5. Für den Dip Schnittlauch in kleine Röllchen schneiden, in die saure Sahne einrühren und mit Salz und Pfeffer abschmecken.

6. Die Laibchen mit Chicorée-Blättern und dem Schnittlauch-Dip servieren

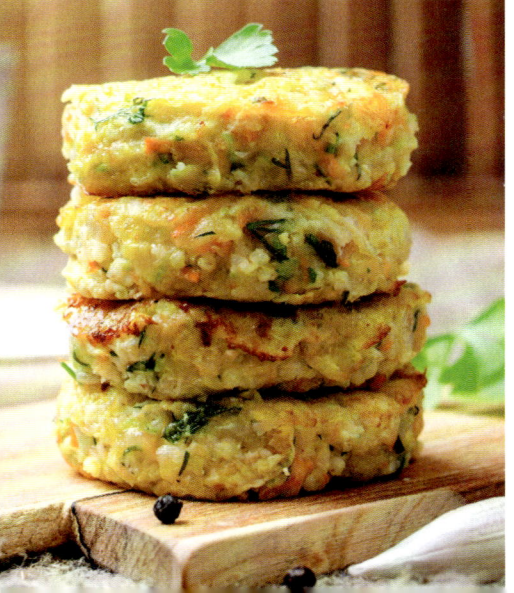

MITTAGS ODER ABENDS

Vegetarische Hauptspeisen

Herzhafte Reispfanne mit Sellerie und Erdnüssen

ZUTATEN

250 g Vollkornreis
500 ml Gemüsesuppe
4 Karotten
1 Stange Lauch
300 g Sellerieknolle
50 g Rosinen
2 EL Olivenöl extra vergine
2 EL Butter
100 g Erdnüsse
Salz und Pfeffer

Dazu passt **grüner Blattsalat mit Schnittlauch-Joghurt-Dressing.**

ZUBEREITUNG

1. Reis in der Gemüsesuppe zum Kochen bringen und so lange auf kleiner Flamme köcheln lassen, bis die gesamte Flüssigkeit aufgesogen und der Reis gar ist.

2. Die Karotten und die Lauchstange waschen, putzen, in Scheiben schneiden. Sellerie putzen und in kleine Stücke schneiden. Rosinen in wenig Wasser einweichen.

3. Das Öl in einer Pfanne erhitzen und die Karotten, den Lauch und die Selleriestücke glasig dünsten. Die Rosinen ausdrücken.

4. In einer Pfanne die Butter zerlassen und den Reis unter ständigem Rühren anbraten, nach 5 Minuten das restliche Gemüse, die Rosinen und die Erdnüsse untermischen. Mit Salz und Pfeffer abschmecken.

Variationen
Probieren Sie dieses Rezept auch einmal mit Petersilienwurzel anstatt Sellerie und gerösteten Mandelsplittern als Alternative zu den Erdnüssen.

MITTAGS ODER ABENDS

Vegetarische Hauptspeisen

Kartoffel-Zucchini-Puffer mit Zimt-Tomatensauce

ZUTATEN

½ Zwiebel
250 g Kartoffeln
½ Zucchini
2 EL Vollkornmehl
1 Ei
1 EL Petersilie, gehackt
Salz und Pfeffer
Olivenöl (zum Herausbacken)

Für die Zimt-Tomatensauce:
500 g Tomaten oder 1 Packung passierte Tomaten
3 getrocknete Tomaten
1 Zwiebel
2 EL Olivenöl extra vergine
2 Gewürznelken
3 Pfefferkörner
½ TL Zimt, gemahlen
Salz

Variationen
Mit Kürbis anstatt Zucchini schmecken die Puffer besonders im Herbst sehr gut.

ZUBEREITUNG

1. Zwiebel schälen und fein hacken. Kartoffeln schälen und fein in eine Schüssel reiben. Zucchini waschen und mit einer Küchenreibe in die Schüssel reiben (muss nicht geschält werden).

2. Anschließend Mehl, Ei, Petersilie, Salz und Pfeffer einrühren und alles gut verkneten. Aus der Masse kleine Laibchen formen.

3. Wenig Öl in einer beschichteten Pfanne erhitzen und die Laibchen beidseitig goldgelb knusprig braten.

4. Für die Zimt-Tomatensauce die Tomaten zum Häuten kreuzweise einschneiden und für ein paar Sekunden in kochendes Wasser tauchen. Die Haut lässt sich dann leicht abziehen. Die gehäuteten und die getrockneten Tomaten in Würfel schneiden. Zwiebel schälen, fein hacken und im Öl anschwitzen.

5. Die ganzen Nelken sowie die Pfefferkörner dazugeben und mitanschwitzen. Die Hitze nicht zu groß wählen, die Zwiebeln sollen nur glasig und auf keinen Fall braun werden.

6. Die Tomaten dazugeben und 10 Minuten köcheln lassen. Zimt hinzufügen und mit Salz abschmecken.

7. Die Kartoffel-Zucchini-Puffer mit der Tomatensauce servieren.

MITTAGS ODER ABENDS

Vegetarische Hauptspeisen

Grüner Spargel mit Ei auf Italienisch

ZUTATEN

500 g grüner Spargel
2 Bio-Eier
50 g Parmesan
Salz
Pfeffer aus der Mühle
1 Schuss Olivenöl extra vergine
1 Bio-Zitrone

ZUBEREITUNG

1. Den Spargel waschen, holzige Enden abschneiden. Spargel je nach Geschmack gar dämpfen oder in einer Pfanne mit etwas Olivenöl gar braten.

2. In der Zwischenzeit die Eier hart kochen, abschälen und grob hacken.

3. Den Spargel auf einem Teller drapieren, die gehackten Eier und Parmesanspäne darüberstreuen.

4. Mit Salz, Pfeffer, Olivenöl und etwas Schalenabrieb und Saft einer Bio-Zitrone aromatisieren.

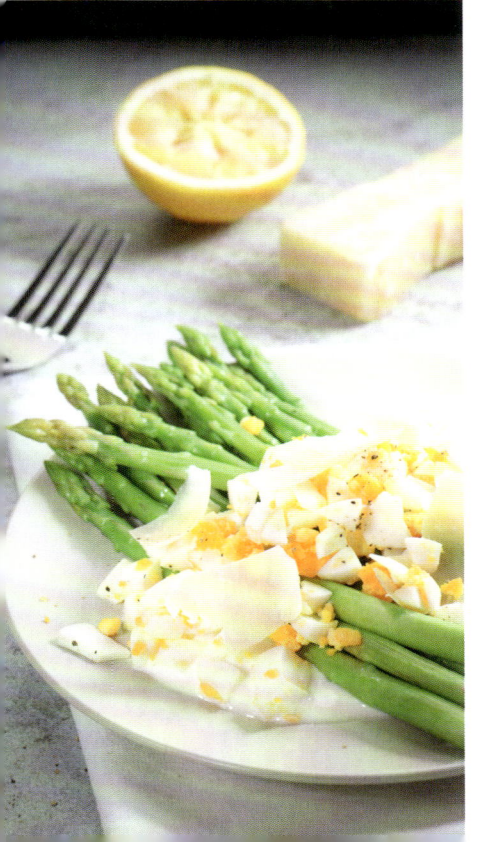

Auch **frische Kräuter** (z. B. reichlich gehackte Petersilie) passen gut dazu.

Vegane Hauptspeisen

Dinkel-Fusilli mit raffinierter Paprika-Mandel-Creme

ZUTATEN

1 kleine Zwiebel
2 rote Paprika
1 gelber Paprika
1 Knoblauchzehe
1 EL Olivenöl
80 ml Gemüsesuppe (alternativ aus Instantpulver)
250 g Vollwert-Dinkel-Fusilli
1–2 EL Mandelmus
1 TL Zitronensaft
frischer oder getrockneter Oregano
Salz
Pfeffer aus der Mühle

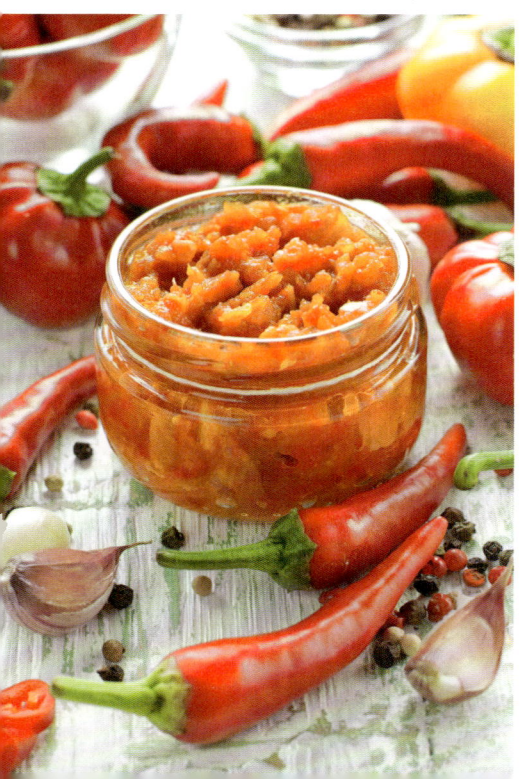

ZUBEREITUNG

1. Zwiebel schälen, Paprika waschen, entkernen und ebenso wie die Zwiebel in Würfel schneiden. Knoblauch schälen und hacken. Öl in einem Topf erhitzen, Zwiebel- und Paprikawürfel sowie Knoblauch darin ca. 5 Minuten anbraten. Mit Brühe ablöschen und zugedeckt ca. 5 Minuten garen.

2. Die Hälfte der Paprikawürfel herausnehmen und restliche Paprikawürfel in der Brühe zugedeckt weitere ca. 10 Minuten garen.

3. Fusilli nach Packungsanweisung in Salzwasser garen.

4. Paprikasauce mit Mandelmus verfeinern und pürieren. Paprika-Mandel-Creme mit Zitronensaft und Oregano abrunden, Paprikawürfel zugeben, mit Salz und Pfeffer abschmecken und erwärmen.

5. Nudeln abgießen und mit Paprika-Mandel-Creme servieren.

Variationen

Nudelgerichte können auf unterschiedliche Weise abgewandelt werden. Variieren Sie die Pasta selbst (Spaghetti, Makkaroni, Spiralen usw.) und/oder die Sauce. Auch eine einfache, selbst gemachte Tomatensauce mit vielen frischen mediterranen Kräutern ist eine süß schmeckende Köstlichkeit.

MITTAGS ODER ABENDS

Vegane Hauptspeisen

Fruchtig scharfe Kokos-Linsen-Suppe

ZUTATEN

½ Zwiebel
1 Knoblauchzehe
1 Apfel oder 1 Birne
1 Karotte
1 TL Ingwer, gerieben
1 EL Kokosöl
80 g rote oder gelbe Linsen
1 EL Currypulver
1 TL Kurkuma
1 Lorbeerblatt
500 ml Gemüsesuppe oder Wasser
200 ml Kokosmilch
1 Bio-Zitrone
Salz
Schwarzer Pfeffer
Schwarzer Sesam

ZUBEREITUNG

1. Zwiebel, Knoblauch und Apfel schälen und klein schneiden. Karotte grob raspeln. Zwiebel, Ingwer, Karotte und Knoblauch in Kokosfett anrösten. Gewaschene Linsen beifügen, Curry, Kurkuma und Lorbeer dazugeben. Alles kurz mitrösten und mit Gemüsesuppe oder Wasser aufgießen.

2. Linsen weich kochen, Kokosmilch und Apfel (in Würfelchen geschnitten) beifügen und mit Saft und Abrieb einer Bio-Zitrone, Salz und Pfeffer abschmecken.

3. Mit schwarzem Sesam bestreuen und heiß servieren.

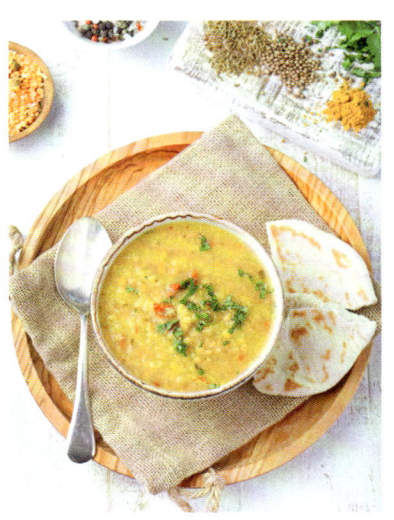

Hochwertiges Kokosfett gilt als **Alzheimer-Prophylaxe,** Kurkuma, Curry, Hülsenfrüchte und Äpfel sind **heilsam für unseren Darm,** Linsen und schwarzer Sesam **stärken laut TCM die Nieren.** Ingwer und Curry wärmen und **sorgen so für warme Füße** – auch im kalten Winter.

MITTAGS ODER ABENDS

Vegane Hauptspeisen

Erbsensuppe mit Mandeln und Minze

ZUTATEN

1 kleine weiße Zwiebel
1 Schuss Olivenöl extra vergine
1 Handvoll Mandeln, blanchiert
250 g Tiefkühl-Erbsen
500 ml Gemüsesuppe
1 TL getrocknete oder 1 Handvoll frische Minze
1 Bio-Zitrone
Salz
Pfeffer aus der Mühle

ZUBEREITUNG

1. Zwiebel schälen und grob hacken. In etwas Olivenöl anschwitzen, Mandeln und Erbsen beifügen und mit Gemüsesuppe aufgießen.

2. Einmal kurz aufkochen, Minze beifügen und mit dem Pürierstab zu einer sämigen Cremesuppe zerkleinern.

3. Mit etwas Saft und dem Schalenabrieb einer Zitrone sowie Salz und Pfeffer abschmecken. Heiß servieren.

Variationen
Pinienkerne statt Mandeln und Petersilie statt Minze verwenden.

Nach dem gleichen Prinzip kann **ein köstlicher Erbsenaufstrich** zubereitet werden. Lassen Sie einfach die Suppe weg und pürieren Sie die gebratene Zwiebel mit den Mandeln, den Erbsen und der Minze, fügen Sie die Gewürze bei – und fertig ist der Erbsen-Minze-Aufstrich!

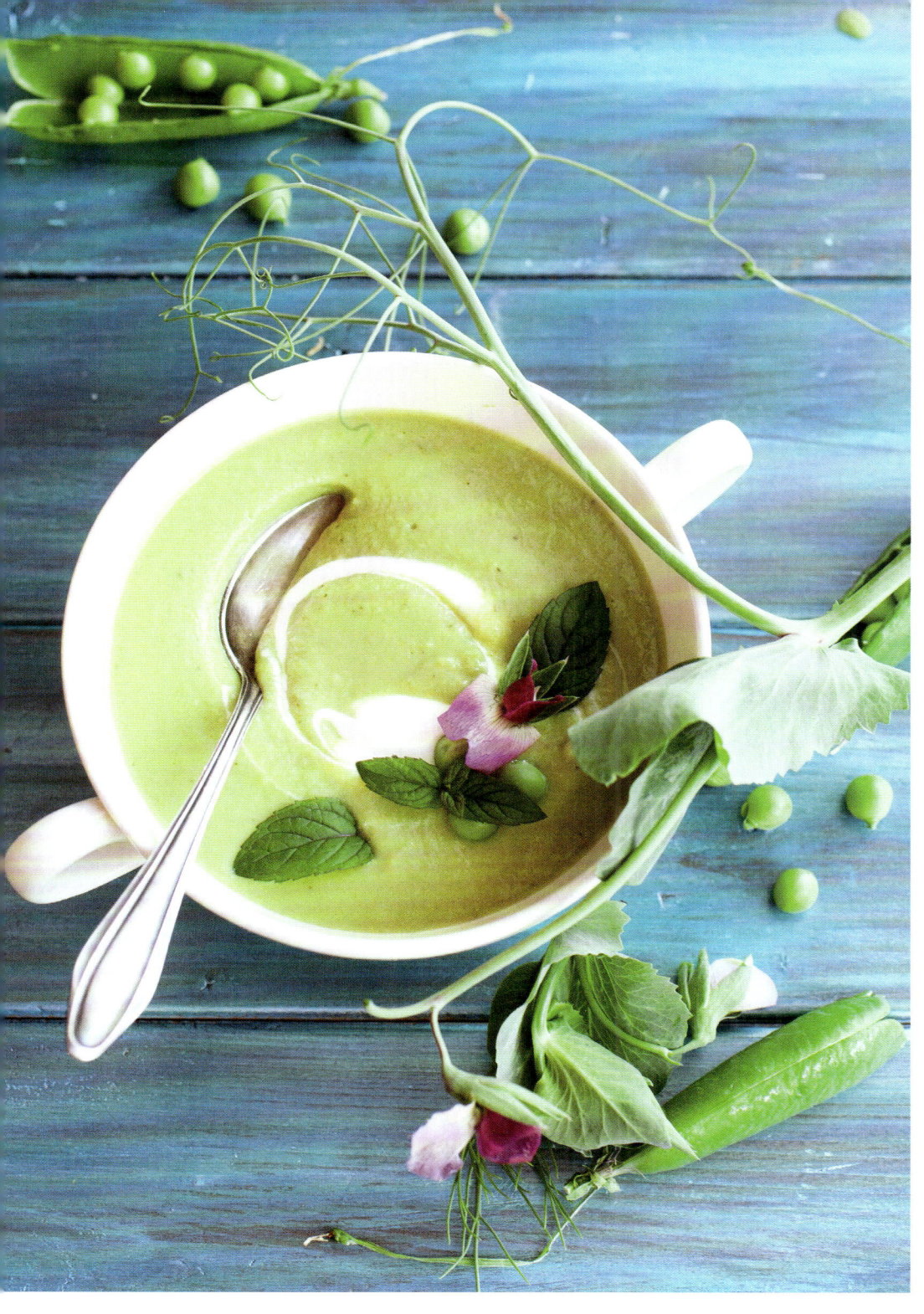

Vegane Hauptspeisen

Bunter Kichererbsensalat mit geröstetem Buchweizen

ZUTATEN

2 EL Buchweizen
1 Glas gegarte Kichererbsen (400 g)
½ Glas gegarter Mais (ca. 170 g)
1 Avocado
1 gelber Paprika
300 g Kirschtomaten
Olivenöl extra vergine
Balsamico-Essig
Salz
Pfeffer

ZUBEREITUNG

1. Buchweizen in ein Sieb geben und heiß abwaschen. Eine beschichtete Pfanne erhitzen und die Körner ohne Fett darin erhitzen. Immer wieder umrühren und den Buchweizen, sobald er braun ist und zu duften beginnt, aus der Pfanne nehmen und abkühlen lassen.

2. Kichererbsen und Mais in einem Sieb abtropfen lassen und abwaschen.

3. Avocado schälen und den Kern entfernen. Paprika und Tomaten waschen und in kleine Stücke schneiden.

4. Aus Olivenöl, Balsamico-Essig, Salz und Pfeffer ein Dressing rühren.

5. Das Gemüse auf einem Teller anrichten, mit Dressing übergießen und zum Schluss den Buchweizen darüberstreuen.

MITTAGS ODER ABENDS

Vegane Hauptspeisen

Schnelles Süßkartoffelcurry

ZUTATEN

300 g Süßkartoffeln
1 Knoblauchzehe
3 Frühlingszwiebeln
1 EL Kokosöl
1 EL Currypulver
1 cl weißer Rum
150 ml Kokosmilch
Salz und Pfeffer
Chilipulver

ZUBEREITUNG

1. Süßkartoffeln schälen und in mundgerechte Stücke schneiden. Knoblauchzehe schälen und in Scheiben schneiden. Frühlingszwiebeln putzen, in Scheiben schneiden und in erhitztem Kokosöl anschwitzen.

2. Die Süßkartoffelstücke und das Currypulver dazugeben und anschwitzen. Zuerst mit dem Rum und dann mit der Kokosmilch ablöschen und alles mit Salz, Pfeffer und Chilipulver abschmecken.

3. Circa 20 Minuten köcheln lassen. Als Beilage passt dazu Basmatireis.

Variationen

Aus dem Süßkartoffelcurry-Rezept lässt sich leicht ein buntes Gemüsecurry-Rezept abwandeln: Verwenden Sie statt Süßkartoffeln Zucchini, Erbsenschoten und rote Paprika.

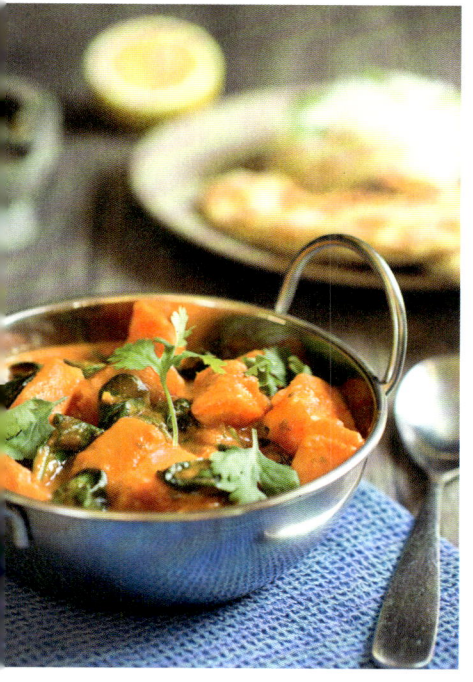

NATÜRLICH SÜSSE DESSERTS

Omas Apfelmus

ZUTATEN

500 g süße, sonnengereifte Äpfel
1 kleine Zimtstange
2 Gewürznelken
1 Sternaniskapsel
½ Bio-Zitrone
50 ml fruchtiger Weißwein
50 ml Wasser

ZUBEREITUNG

1. Äpfel schälen und klein schneiden. Mit den Gewürzen in einen Topf geben, den Saft einer halben Bio-Zitrone darüberträufeln und etwas von der Schale darüberreiben.

2. Mit Wasser und Wein aufgießen und weich dämpfen. Anschließend die Gewürze entfernen. Das Mus mit dem Stabmixer pürieren.

Bereiten Sie größere Mengen zu und füllen Sie das fertige Mus in sterilisierte Einmachgläser. Verschließen und dämpfen Sie diese rund 30 Minuten bei 100 °C im Wasserbad, Backofen oder Dampfgarer. Lagern Sie das Mus kühl und dunkel, dann haben Sie rasch eine wertvolle Zwischenmahlzeit oder ein leichtes Dessert zur Hand.

Sonnengereifter Beerensnack zum Löffeln

ZUTATEN

Frisch gepflückt und sonnengereift:
250 g Himbeeren
250 g Heidelbeeren
200 g Brombeeren
20 g Preiselbeeren
20 g Johannisbeeren (Ribiseln)

Kleine Einmach- oder Schraubgläser

ZUBEREITUNG

1. Die gewaschenen Früchte im Dampfgarer 20 Minuten bei 80 °C dämpfen, alternativ im Topf bei niedriger Temperatur weich dünsten.

2. Die gedämpften Früchte in sterilisierte Gläser füllen, gut verschließen und weitere 20 Minuten bei 80 °C im Dampfgarer oder im Backofen im Wasserbad einmachen.

3. Anschließend ins kalte Wasser stellen, bis ein Vakuum entsteht. Kühl lagern.

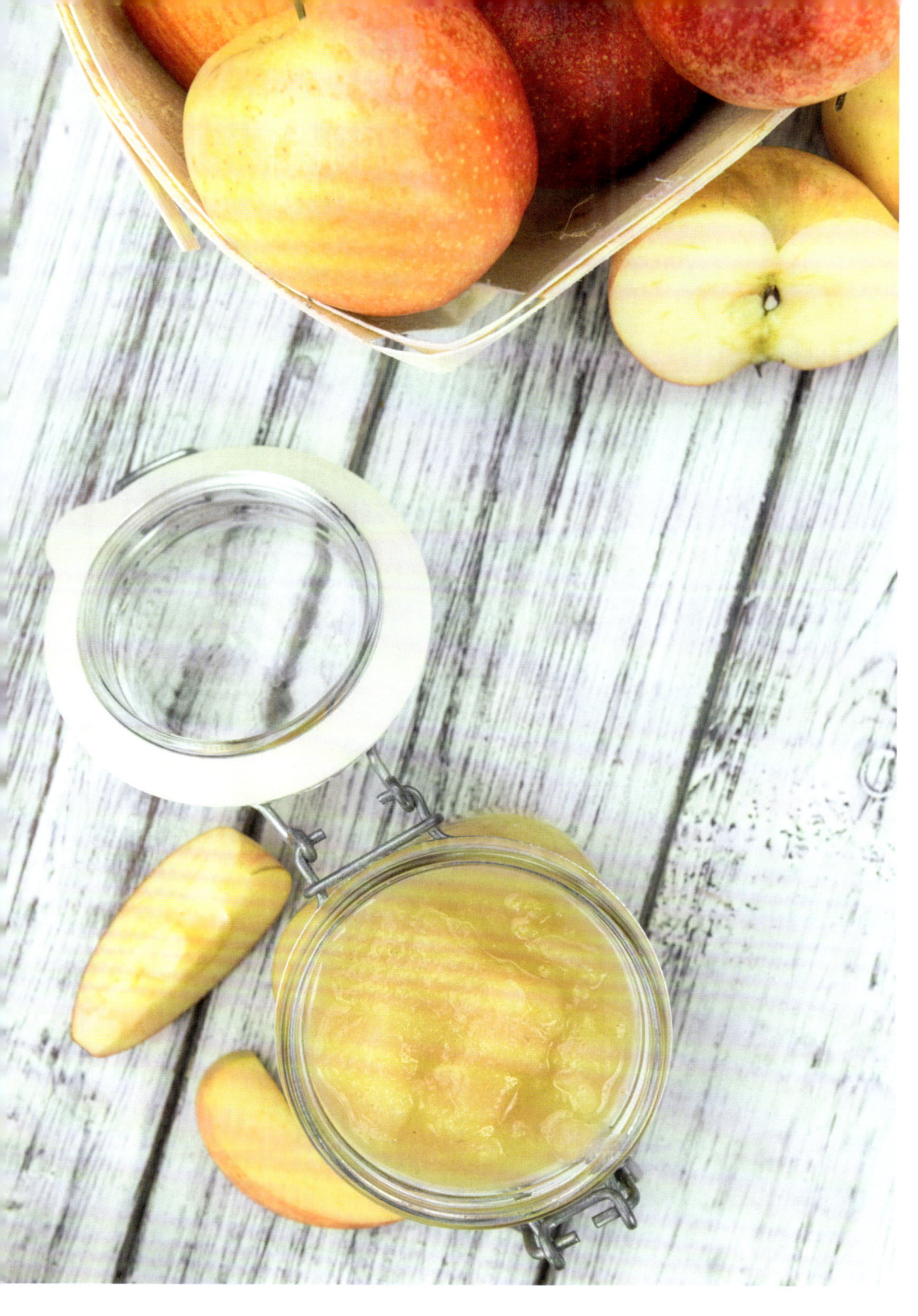

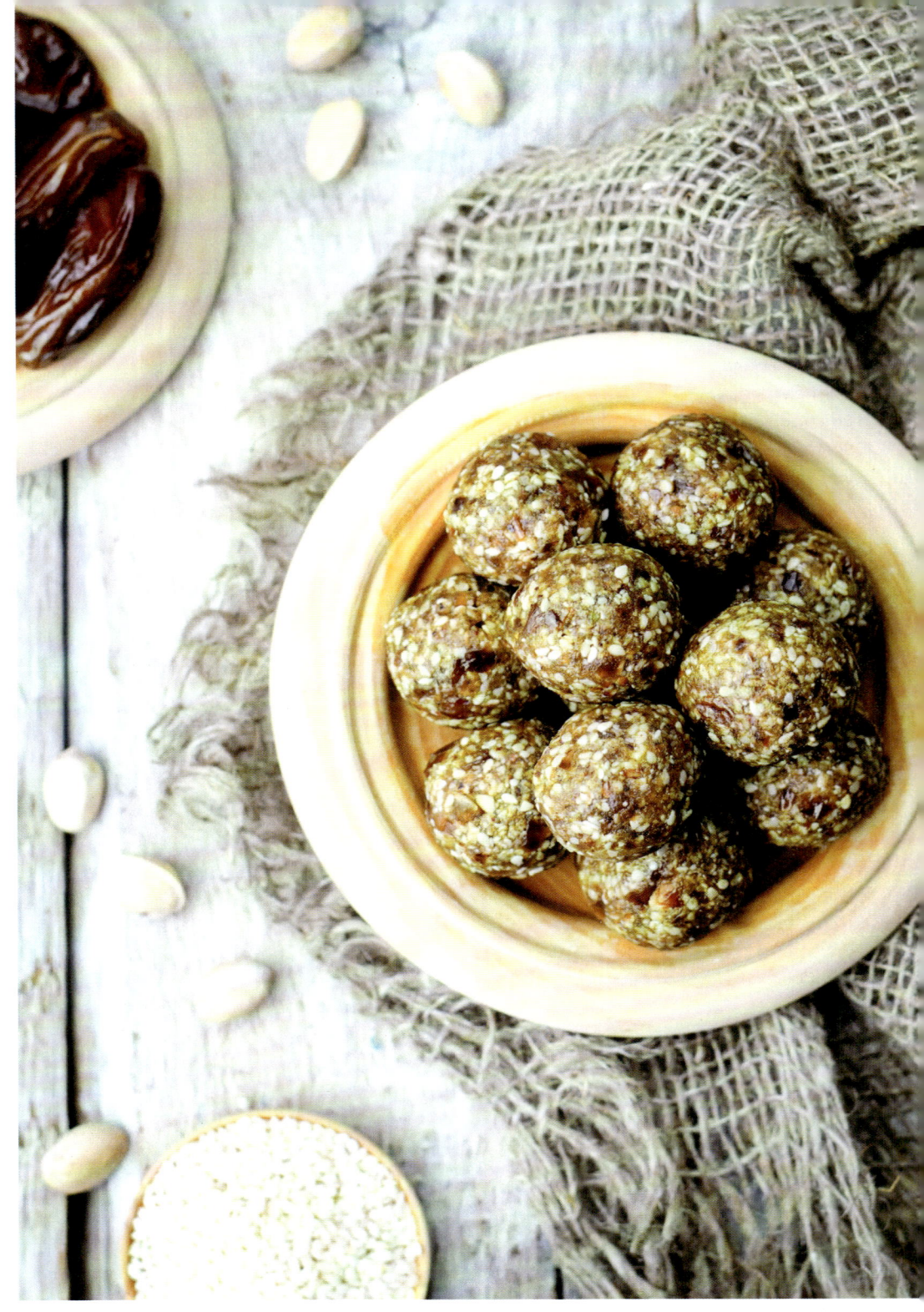

NATÜRLICH SÜSSE DESSERTS

Sündige Hanfsamen-Energiekugeln

ZUTATEN

Für 30 kleine Kugeln
60 g Hanfsamen, geschält
40 g Pinienkerne
40 g Rohkakao-Nibs
80 g Medjool-Datteln, ersatzweise normale Datteln
20 g Hanfsamen zum Wälzen

ZUBEREITUNG

1. Hanfsamen, Pinienkerne und Kakao-Nibs in der Küchenmaschine zerkleinern. Datteln entkernen und in kleine Stücke schneiden. Dattelstücke zu den restlichen Zutaten in die Küchenmaschine geben und alles gut zerkleinern.

2. Anschließend mit den Händen nochmals durchkneten und aus der Masse kleine Kugeln formen. Die Kugeln in den Hanfsamen wälzen.

Früchteriegel mit Birne

ZUTATEN

Für ca. 40 Stück
1 kg Birnen
2 EL Zitronensaft
100 g Haselnüsse
1 Prise Zimt
2 g Johannisbrotkernmehl
4 große Oblaten (12 x 20 cm)

Variationen

Auch Äpfel eigenen sich hervorragend zur Herstellung der Früchteriegel. Probieren Sie zur Abwechslung auch geschnittene Trockenfrüchte in die Masse zu geben!

ZUBEREITUNG

1. Den Backofen auf 160 °C vorheizen. Birnen schälen, entkernen und in kleine Würfel schneiden. Mit dem Zitronensaft verrühren und in einer Auflaufform im Ofen 1 Stunde backen.

2. Die Nüsse rösten und hacken.

3. Die noch warmen Birnen mit den Nüssen, Zimt und Johannisbrotkernmehl vermischen.

4. 2 Oblaten 4 cm dick mit dem Mark bestreichen und mit den anderen beiden Oblaten zudecken.

5. Auskühlen lassen, nach Belieben in Streifen schneiden. Luftdicht verschlossen sind die Riegel im Kühlschrank ca. 1 Woche haltbar.

NATÜRLICH SÜSSE DESSERTS

Melonenkompott mit Zitronenmelisse

ZUTATEN

150 g Honigmelone, geschält
150 g Zuckermelone, geschält
150 g Wassermelone, geschält
Saft und Abrieb von ½ Bio-Zitrone
200 ml Wasser
Frische Zitronenmelisse

Das Kompott ist **ein herrliches Sommerdessert,** das kühlt, den Durst löscht und der schlanken Linie dient.

ZUBEREITUNG

1. Von den geschälten Melonen die Kerne entfernen. Melonen in mundgerechte Stücke schneiden. Mit Saft und Abrieb einer halben Zitrone und Wasser in einen Topf füllen.

2. Melisse waschen, trocken tupfen und hacken. Die Hälfte der Melisse zum Obst geben und rund 7 Minuten sanft sieden.

3. Auskühlen lassen und vor dem Servieren mit der restlichen Melisse bestreuen.

Variationen
Sämtliches Obst ist als Variante für das Kompott geeignet. Je nach Saison sind das z. B. Früchte wie Rhabarber, Erdbeeren, Kirschen, Marillen (Aprikosen), Pfirsiche, Äpfel, Birnen oder Weintrauben. Gewürze wie Nelken, Sternanis, Kardamom oder Zimt passen ebenfalls gut dazu. Die Garzeit kann je nach Konsistenz der Früchte etwas variieren. Im Regelfall erkennen Sie am süßlichen und fruchtigen Duft, der in der Küche aufsteigt, dass das Kompott fertig gegart ist.

NATÜRLICH SÜSSE DESSERTS

Apfel-Schichtkuchen

ZUTATEN

1 Bio-Zitrone
7 große Äpfel
20 g Butter
2 große Eier
50 g Birkenzucker
100 ml Milch
60 g Dinkelvollkornmehl
1 Prise Salz
1 Pkg. Backpulver
1 EL Zimt
20 g Mandeln, gemahlen

ZUBEREITUNG

1. Den Backofen auf 180 °C vorheizen.

2. Zitrone waschen, die Hälfte der Schale fein abreiben und die Zitrone auspressen, Schale und Saft beiseitestellen. Die Äpfel schälen und entkernen, mit einem Gemüsehobel in möglichst dünne Scheiben hobeln. In einer Schüssel mit der Hälfte des Zitronensaftes gut vermischen.

3. Für den Teig die Butter in einem Topf bei mittlerer Hitze schmelzen und dann abkühlen lassen. Die Eier mit dem Birkenzucker so lange mixen, bis die Masse schaumig und hell geworden ist, dann die ausgekühlte Butter und die Milch unterrühren. Das Mehl in einer anderen Schüssel mit Salz, Backpulver, Zimt und Mandeln vermischen und portionsweise unter die Eiermasse rühren. Den Zitronenabrieb und den restlichen Zitronensaft unter den Teig rühren.

4. Die Apfelscheiben portionsweise zum Teig geben und gründlich vermengen, sodass alle Scheiben mit Teig benetzt sind. Die Apfelmasse in die gefettete und bemehlte Form füllen, glatt streichen und etwa 50 Minuten im vorgeheizten Backofen backen, bis die Oberfläche eine goldbraune Farbe angenommen hat (Nadelprobe machen und eventuell den Kuchen mit Backpapier abdecken).

5. Den fertigen Kuchen mit etwas Zimt bestreuen, mindestens 3 Stunden auskühlen lassen und anschließend mit einem befeuchteten Messer vorsichtig in Stücke schneiden.

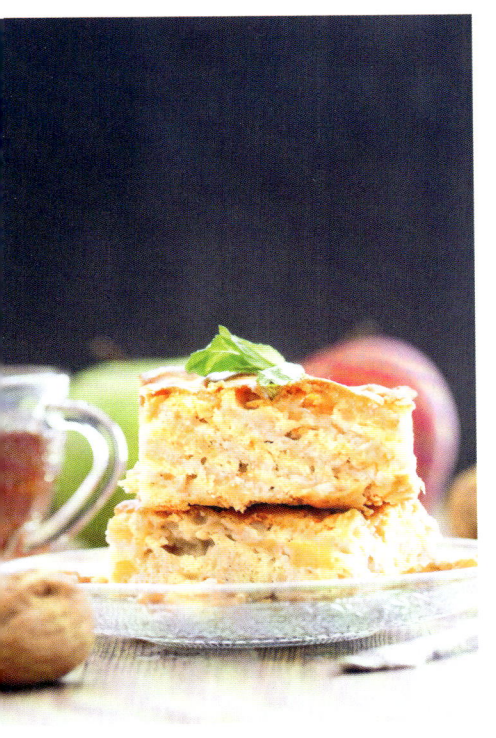

NATÜRLICH SÜSSE UND ZUCKERFREIE GETRÄNKE

Infused Water

Kräuterwasser

ZUTATEN

1 Handvoll frische aromatische Kräuter Ihrer Wahl (Pfefferminze, Zitronenmelisse, Rosmarin, Lavendel usw.)
1 l frisches Leitungswasser

ZUBEREITUNG

1. Füllen Sie die Kräuter in einen Krug und gießen Sie diesen mit frischem Wasser auf.

2. Lassen Sie das Wasser mindestens 1 Stunde ziehen, bevor Sie es genießen.

Mit Obst aromatisiertes Wasser

ZUTATEN

1 Handvoll frisches sonnengereiftes Obst Ihrer Wahl, in Stücke geschnitten (Orangenscheiben, Erdbeeren, Limettenscheiben usw.)
1 l frisches Leitungswasser

ZUBEREITUNG

1. Füllen Sie das Obst in einen Krug und gießen Sie diesen mit frischem Wasser auf.

2. Lassen Sie das Wasser mindestens eine Stunde ziehen, bevor Sie es genießen.

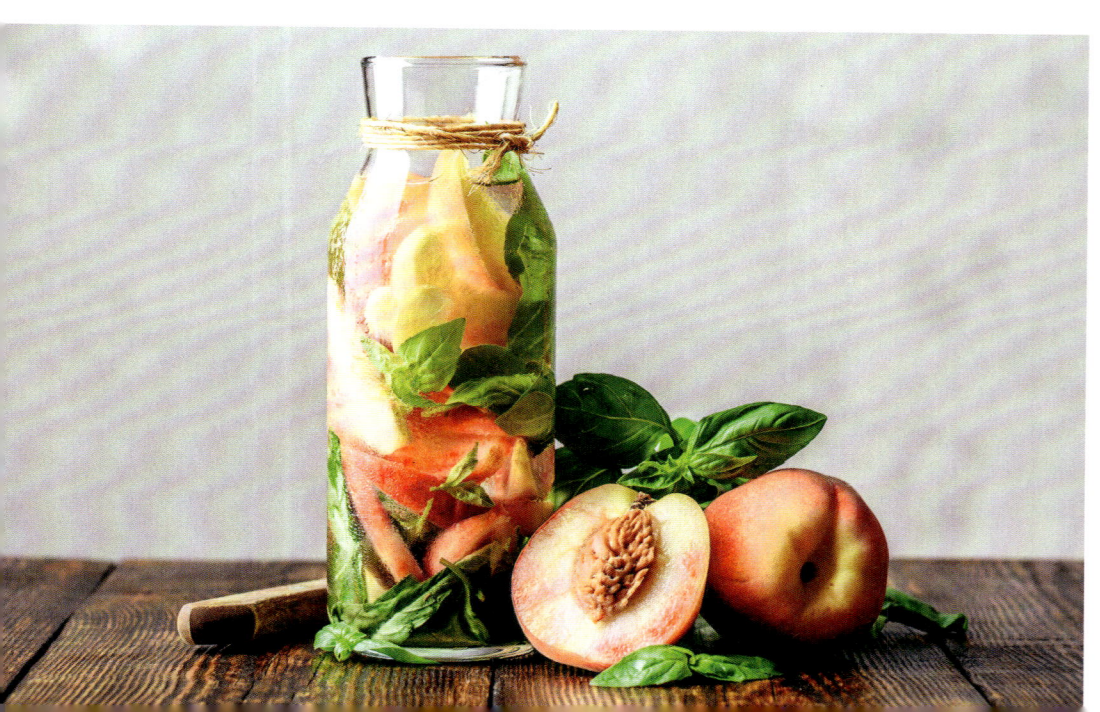

NATÜRLICH SÜSSE UND ZUCKERFREIE GETRÄNKE

Kompottsäfte

ZUTATEN

1 Apfel
1 Karotte
1 l Wasser

ZUBEREITUNG

1. Apfel und Karotte waschen und in Stücke schneiden. In einen Topf geben, mit Wasser aufgießen und zudecken.

2. Aufkochen lassen, Hitze reduzieren, mindestens 30–40 Minuten sieden lassen. Abseihen und den Kompottsaft warm oder kalt trinken.

> Sie können **sämtliches Obst und süßes Gemüse** zu einem Kompottsaft auskochen. Diese Säfte sind wesentlich zuckerärmer als gepresste Fruchtsäfte und aufgrund des Kochvorganges meist auch bekömmlicher.

Selbst gemachter Eistee

ZUTATEN

1 l frisches Leitungswasser
1–2 EL Tee Ihrer Wahl (Schwarztee, Früchtetee, Kräutertee etc.)
Optional: 1 EL Honig, Zitronensaft, Limettensaft

ZUBEREITUNG

1. Wasser erhitzen und je nach Teesorte etwas abkühlen lassen (bei Grüntee auf rund 80 °C) oder mit dem kochenden Wasser aufgießen. Den Tee wie gewünscht ziehen und anschließend auskühlen lassen.

2. Bei Bedarf mit 1 Löffel Honig und frischem Zitronen- oder Limettensaft verfeinern.

14-Tage-Abnehmplan

Für alle, die mit unseren Rezepten abnehmen wollen, haben wir hier einen **14-Tage-Abnehmplan** zusammengestellt – er soll als Anregung bzw. Orientierungshilfe dienen und nicht als enges Korsett. Ihr persönlicher Plan kann natürlich individuell zusammengestellt und je nach aktuellem Bewegungspensum, persönlichen Vorlieben und Bedürfnissen entsprechend abgewandelt werden. Wer den Abnehmerfolg zusätzlich unterstützen will, sollte jedenfalls in Bewegung bleiben und täglich 10.000 Schritte tun!

Durch die jeweiligen Variationsmöglichkeiten der einzelnen Rezepte wird eine Vielfalt an Gerichten möglich, die je nach Saison anpassbar sind. Der Speiseplan sollte abwechslungsreich und ausgewogen sein. Generell empfehlen wir, bei den Mahlzeiten durch eine Extraportion Salat und/oder Gemüsebeilage die Nährstoffdichte (und nicht den Kaloriengehalt) in die Höhe zu schrauben. Die zusätzlichen Ballaststoffe halten die Verdauung in Schuss und tragen so zu einem gesunden Stoffwechsel bei.

Wenn Sie nicht unbedingt Gewicht verlieren, sondern nur eine Zuckerentwöhnung machen möchten, können Sie gerne zum optionalen Dessert greifen (was natürlich auch beim Abnehmen hin und wieder sein darf).

TAG	FRÜHSTÜCK
Montag	Overnight Oats mit Beeren, Milch und Zimt, S. 88
Dienstag	Zwiebel-Rührei mit Vanille, S. 94
Mittwoch	2 getoastete Scheiben vom schnellen Vollkornbrot mit Kakao-Dattel-Aufstrich, S. 92
Donnerstag	Pikanter Curry-Haferbrei, S. 90
Freitag	Schnelles Bananen-Haferflocken-Frühstück mit Sesam, S. 91
Samstag	Overnight Oats, S. 88
Sonntag	Zwiebel-Omelett mit Kardamom, Variation von S. 94
Montag	1 weiches Ei und 1 Scheibe vom getoasteten schnellen Vollkornbrot, S. 87, mit Erbsen-Minze-Aufstrich, S. 112
Dienstag	Schnelles Bananen-Haferflocken-Frühstück mit Sonnenblumenkernen, S. 91
Mittwoch	Pikanter Haferbrei mit Paprika, Variation von S. 90
Donnerstag	Gebratene Champignons mit 1 Scheibe getoastetem Vollkornbrot, S. 87 u. 95
Freitag	2 Scheiben vom schnellen Vollkornbrot, S. 87, mit Kürbisaufstrich auf türkische Art, Variation von S. 92
Samstag	Overnight Oats mit Kokosmilch, getrockneten Datteln und frischen Aprikosen, S. 88
Sonntag	1 weiches Ei und 1 getoastete Scheibe vom schnellen Vollkornbrot mit Bio-Butter und frischem Schnittlauch, S. 87

MITTAGESSEN	OPTIONAL DESSERT	ABENDESSEN
Gebackene Hirselaibchen mit Chicorée und Schnittlauch-Dip, S. 106	Melonenkompott mit Zitronenmelisse, S. 120	Fruchtig scharfe Kokos-Linsen-Suppe, S. 111
Mangoldknödel, S. 103	Omas Apfelmus, S. 116	Welscurry mit rotem Paprika, S. 97
Herzhafte Reispfanne mit Sellerie und Erdnüssen, S. 107	Früchteriegel mit Birne, S. 119	Bunter Sommersalat mit Huhn, Heidelbeeren und Mandeln, S. 102
Dinkel-Fusilli mit raffinierter Paprika-Mandel-Creme, S. 110	Beerensnack zum Löffeln, S. 116	Gebratene Champignons mit Knoblauch und Käse, S. 95
Bunter Kichererbsensalat mit geröstetem Buchweizen, S. 114	2 Hanfsamen-Energiekugeln, S. 119	Vegetarischer Borschtsch, S. 105
Erbsensuppe mit Mandeln und Minze, S. 112	Apfel-Schichtkuchen, S. 121	Ofenkürbis-Salat mit Schafskäse, Rucola und Walnüssen, S. 104
Fischcurry, Variation von S. 97 (Welscurry)	2 Energiekugeln wie S. 119	Spargel mit Ei auf Italienisch, S. 109
Risi-Pisi von der Pute, S. 98	Omas Marillenmus, Variante von S. 116 (Omas Apfelmus)	Schnelles buntes Gemüsecurry, Variation von S. 115 (Süßkartoffelcurry)
Kartoffel-Zucchini-Puffer mit Zimt-Tomatensauce, S. 108	Birnenkompott mit Sternanis, Variation von S. 120 (Melonenkompott)	Karottensuppe mit gerösteten Walnüssen, Variation von S. 112 (Erbsensuppe)
Mangoldknödel, Variation von S. 103 (Spinatknödel)	Beerensnack zum Löffeln, S. 116	Bunter Kichererbsensalat mit geröstetem Buchweizen, S. 114
Salat aus Ofenkartoffeln, Radicchio und Pinienkernen, Variation von S. 104 (Ofenkürbis-Salat)	Obst-Schichtkuchen, Variation von S. 121 (Apfel-Schichtkuchen)	Fruchtig scharfe gelbe Kokos-Linsen-Suppe mit Birne, S. 111
Vegetarischer Borschtsch, S. 105	Früchteriegel mit Obst der Saison, S. 119	Erbsensuppe mit Petersilie und Pinienkernen, Variation von S. 112 (Erbsensuppe mit Mandeln und Minze)
Dinkel-Spaghetti mit frischer Tomatensauce, Variation von S. 110 (Dinkel-Fusilli)	Kompott der Saison, Variation von S. 120 (Melonenkompott mit Zitronenmelisse)	Kräuterlachs mit Wermut am bunten Gemüsebett, S. 101
Herzhaftes Hühnergulasch, S. 99	2 Energiekugeln, z. B. Hanfsamen-Energiekugeln, S. 119	Zwiebel-Rührei mit Vanille, S. 94

Quellen und weiterführende Literatur

Weblinks

https://www.dge.de
https://www.ages.at/themen/ernaehrung/who-zucker-empfehlungen
https://www.who.int
https://www.ages.at/themen/ernaehrung/who-zucker-empfehlungen
https://lebensmittellupe.at
http://www.deutsche-diabetes-gesellschaft.de
http://www.oedg.org
http://www.diabetesde.org
https://www.diabetes-austria.com
http://www.candida.de
http://nahrungsmittel-intoleranz.com
http://www.reizdarmtherapie.net
http://www.sweets-processing.com
http://www.zuckeraustauschstoffe.com
http://www.zusatzstoffe-online.de
https://www.adipositas-gesellschaft.de
http://www.adipositas-austria.org
www.pflanzenforschung.de
http://www.schaer.com
https://eur-lex.europa.eu
https://www.charite.de

Bücher

Echt süß! Gesunde Zuckeralternativen im Vergleich. Andrea Flemmer, 2013, VK Vital
Entzündungen – Die heimlichen Killer: Ursache unserer Volkskrankheiten. Entstehung, Vorsorge, Behandlung. Mit aktuellen Ernährungstipps. Michaela Döll, 2005, Herbig Verlag
Zucker, der heimliche Killer. Kurt Mosetter et al., 4. Auflage, 2016, Gräfe und Unzer Verlag GmbH, München
Pur, weiß, tödlich. Dr. John Yudkin, Dr. Robert H. Lustig, 2018, Systemed
Die süße Macht: Kulturgeschichte des Zuckers. Sidney W. Mintz und Hanne Herkommer, 2007, Campus Verlag
Wie der Weizen uns vergiftet: Der Ratgeber für Glutensensitive. Julien Venesson, 1. Auflage, 2015, Riva Verlag
Die Weizenwampe. William Davis, 2013, Wilhelm Goldmann Verlag, München
Korngesund: Das Getreidehandbuch. Waltraud Becker, 2013, emu Verlag
Am Anfang war das Korn. Hansjörg Küster, 2013, Verlag C.H.Beck oHG, München
Darmbakterien als Schlüssel zur Gesundheit. Neueste Erkenntnisse aus der Mikrobiom-Forschung. Anne Katharina Zschocke, 2019, Knaur MensSana TB
Darm mit Charme. Giulia Enders, Neuauflage 2017, Ullstein Verlag
Ernährungsmedizin und Diätetik. Heinrich Kasper und Walter Burghardt, 12. Auflage, 2014, Urban & Fischer Verlag
Warum Papaya kühlt und Zucker heiß macht. Michaela Döll, 2013, Herbig Verlagsbuchhandlung GmbH
LOGI-METHODE. Glücklich und schlank – Mit viel Eiweiß und dem richtigen Fett. Nicolai Worm, 2014, systemed Verlag
Chinesische Diätetik. Ute Engelhardt, Carl-Hermann Hempen, 3. Auflage, 2006, Urban & Fischer
Healing Kitchen für den modernen Alltag: Traditionelle Heilküchen aus Ost & West. Anja Haider-Wallner und Ulli Zika, 2017, Maudrich Verlag
Achtsam essen und genießen. Laura Milojevic, 2016, Scorpio
Achtsam essen. Jan Chozen Bays, 2009, Arbor
Unsere Ernährungsbiografie. Hans Konrad Biesalski, 2017, Albrecht Knaus Verlag
Das Vitalteller-Modell. Karin Hofinger, 2019, Kneipp Verlag

Studien

Moynihan P, Petersen PE.Diet, nutrition and the prevention of dental diseases. Public Health Nutr. 2004 Feb;7(1A):201-26.

Moynihan PJ. Dietary advice in dental practice. Br Dent J. 2002 Nov 23;193(10):563-8.

Diabetes Prevention Program Research Group.Reduction in the incidence of type 2 diabetes with lifestyle intervention or Metformin. N Engl J Med. 2002 Feb 7; 346(6): 393–403.

Pizzo G, Giuliana G, Milici ME, Giangreco R. Effect of dietary carbohydrates on the in vitro epithelial adhesion of Candida albicans, Candida tropicalis, and Candida krusei.

Hebebrand J, Albayrak Ö, Adan R, Antel J, Dieguez C, de Jong J, Leng G, Menzies J, Mercer JG, Murphy M, van der Plasse G, Dickson SL. „Eating addiction", rather than „food addiction", better captures addictive-like eating behavior. NeurosciBiobehavRev. 2014 Nov;47:295-306.

Gibson S, Boyd A. Associations between added sugars and micronutrient intakes and status: further analysis of data from the National Diet and Nutrition Survey of Young People aged 4 to 18 years. Br J Nutr. 2009 Jan;101(1):100-7.

Harrell CS, Heigh GN, Burgado J, Kelly SD, and Johnson ZP. Developmental high-fructose diet consumption increases depressive-like and anxiety-like behavior and remodels the hypothalamic transcriptome. Neuroscience 2014.

Fagherazzi G, Vilier A, SaesSartorelli D, Lajous M, Balkau B, Clavel-Chapelon F. Consumption of artificially and sugar-sweetened beverages and incident type 2 diabetes in the Etude Epidemiologiqueaupres des femmes de la MutuelleGenerale de l'EducationNationale-European Prospective Investigation into Cancer and Nutrition cohort. Am J ClinNutr. 2013 Mar;97(3):517-23.

Bailey MT, Dowd SE, Galley JD, Hufnagle AR, Allen RG, Lyte M. Exposure to a social stressor alters the structure of the intestinal microbiota: implications for stressor-induced immunomodulation. Brain Behav Immun. 2011 Mar;25(3):397-407.

DiNicolantonio JJ, Lucan SC. The wrong white crystals: not salt but sugar as aetiological in hypertension and cardiometabolic disease. Open Heart. 2014 Nov 3;1(1).

Swithers SE, Davidson TL. A role for sweet taste: calorie predictive relations in energy regulation by rats. BehavNeurosci. 2008 Feb;122(1):161-73.

WHO. Commercial foods for infants and young children in the WHO European Region. A study of the availability, composition and marketing of baby foods in four European countries. 2019

WHO. Guideline: sugars intake for adults and children. Geneva: WHO; 2015 (https://apps.who.int/iris/bitstream/handle/10665/149782/9789241549028_eng.pdf?sequence=1)

Bildnachweise

iStock by Getty Images: Cover, S. 1 u. 3, S. 84 u. 85 (Hein Nouwens, Maike Hildebrandt, Anatartan), S. 4 ilbusca, S. 6 ideabug, S. 7 wsfurlan, S. 8 Ryzhkov, S. 9 oben stevanovicigor, S. 9 unten ALEAIMAGE, S. 10 Givaga, S. 12 Halfpoint, S. 13 Anna_Om, S. 14 FamVeld, S. 15 Magone, S. 16 pinstock, S. 18 margouillatphotos, S. 19 Fertnig, S. 20 Boarding1Now, S. 21 oben fcafotodigital, S. 21 unten Berezko, S. 22 oben ollinka, S. 22 unten Sabinoparente, S. 23 oben egal, S. 23 unten fcafotodigital, S. 24 oben LOVE_LIFE, S. 24 unten bfk92, S. 25 piotrszczepanekfotoart, S. 26 luchezar, S. 27 darios44, S. 28 nitrub, S. 29 dolgachov, S. 30 GMVozd, S. 32 fermate, S. 33 hadynyah, S. 34 IakovKalinin, S. 35 ollo, S. 36 Dmitrii Ivanov, S. 37 Arundhati Sathe, S. 38 Professor25, S. 40 JPC-PROD, S. 41 Mikolette, S. 44 4X-image, S. 45 yipengge, S. 48 SolStock, S. 51 DNY59, S. 52 iuliia_n, S. 53 Lynne317, S. 54 margouillatphotos, S. 54 unten nicolesy, S. 55 unten marilyna, S. 56 rkankaro, S. 57 shark_749, S. 58 mescioglu, S. 59 oben Janine Lamontagne, S. 59 unten anouchka, S. 60 glenkar, S. 64 Melpomenem, S. 65 nadisja, S. 67 TheCrimsonMonkey, S. 70 Tolimir, S. 73 SabdiZ, S. 74 Aamulya, S. 76 cnythzl, S. 80 Detry26, S. 81 tomazl, S. 82 swissmediavision, S. 83 microgen, S. 87 Sohadiszno, S. 89 OksanaKiian, S. 93 Marko Knezevic, S. 94 merc67, S. 95 larik_malasha, S. 96 ALLEKO, S. 99 dulezidar, S. 101 happy_lark, S. 102 DronG, S. 103 mythja, S. 104 Lilechka75, S. 105 eskymaks, S. 106 nata_vkusidey, S. 109 SherSor, S. 110 YelenaYemchuk, S. 111 AnnaPustynnikova, S. 113 Kati Finell, S. 115 haoliang, S. 117 HandmadePictures, S. 118 nata_vkusidey, S. 121 vladi79, S. 122 Seva_blsv

Karin Hofinger: S. 20 oben

Autorenfoto Ulli Zika: Harald Eisenberger, Autorenfoto Johanna Sillipp: Fotostudio Bruckner

Hinweis

Die Autorinnen haben für die Inhalte dieses Buches nach bestem Wissen und Gewissen recherchiert und stellen mit den angebotenen Informationen keinen Anspruch auf Vollständigkeit. Weder sie noch der Verlag können Haftung in Bezug auf die Inhalte übernehmen.

Liebe Leserin, lieber Leser,

hat Ihnen dieses Buch gefallen? Dann freuen wir uns über Ihre Weiterempfehlung! Erzählen Sie Ihren Freunden davon, Ihrem Buchhändler, oder bewerten Sie es online.

Wollen Sie weitere Informationen zum Thema?
Möchten Sie mit den Autorinnen in Kontakt treten?
Wir freuen uns auf Austausch und Anregung unter
leserstimme@styriabooks.at

Inspiration, Geschenkideen und gute Geschichten finden Sie auf
www.styriabooks.at

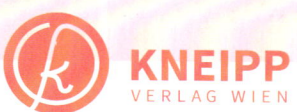

© 2019 by Kneipp Verlag Wien
in der Verlagsgruppe Styria GmbH & Co KG
Wien – Graz
Alle Rechte vorbehalten.
ISBN 978-3-7088-0773-7

Covergestaltung: Emanuel Mauthe
Buchgestaltung und Layout: Ursula Kothgasser & Lena Kothgasser-Haider, www.koco.at
Korrektorat: Katharina Ahlfeld

Druck und Bindung: AduPrint
Printed in the EU
7 6 5 4 3 2 1